健康生活系列

原水文化编辑室◎编著

我要再瘦一点

11处易胖部位，全方位打击脂肪

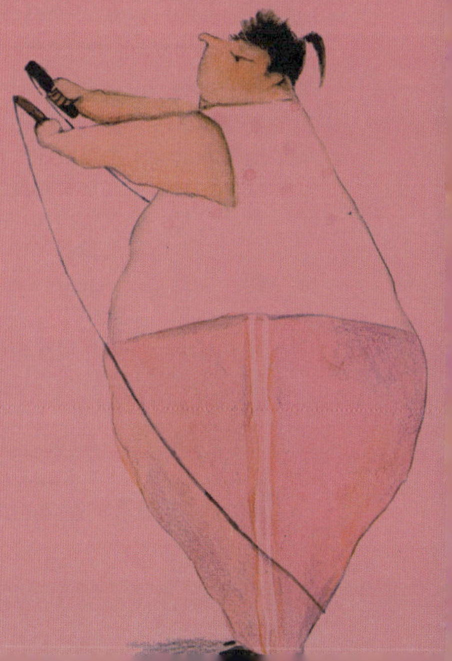

中国农业大学出版社

图书在版编目（CIP）数据

我要再瘦一点/原水文化编辑室编著.—北京：中国农业大学出版社，2009.1

ISBN 978-7-81117-605-6

Ⅰ. 我… Ⅱ. 原… Ⅲ.减肥－基本知识 Ⅳ. R161

中国版本图书馆CIP数据核字（2008）第165074号

著作权合同登记图字：01-2008-3418

书　　名　我要再瘦一点

作　　者　原水文化编辑室　编著

策划编辑	六睿工社	**责任编辑**	王艳欣
封面设计	东方黑马	**责任校对**	王晓凤　陈莹
出版发行	中国农业大学出版社		
社　　址	北京市海淀区圆明园西路 2 号	**邮政编码**	100193
电　　话	发行部 010-62731190,2620		读者服务部 010-62732336
	编辑部 010-62732617,2618		出　版　部 010-62733440
网　　址	http://www.cau.edu.cn/caup	**e-mail**	cbsszs@cau.edu.cn
经　　销	新华书店		
印　　刷	涿州市星河印刷有限公司		
版　　次	2009年1月第1版　　2009年 1月第1次印刷		
规　　格	889 × 1 194　　24开本　6.25 印张　118 千字		
定　　价	21.00元		

【编辑说明】

"瘦上半身+瘦中围+瘦下半身"的精华浓缩版

此书系出自原水文化"健康聊天室"系列之《啊！瘦上半身完全搞定》《啊！瘦中围完全搞定》《啊！瘦下半身完全搞定》等三本书的精华浓缩版。

我们严选这三本书的重点内容有以下三点：

1.不花大钱上健身房、瘦身机构；不乱吃减肥药、减肥食品。

2.在日常生活中就可以轻松执行。

3.提供健康不复胖的正确饮食法+运动按摩法+生活保健法。

因此针对上半身（脸颊、肩、颈、手臂、胸部、背部）、中围（腰部、腹部）以及下半身（臀部、大腿、小腿）等11处易胖部位，首先协助读者破除似是而非的减肥观念与迷思，接着提供有效而易执行的雕塑运动，还有简单随时可进行的按摩DIY。

"吃对食物"也是瘦身成功的关键因素之一，因此本书也由营养师协助设计1 200卡(1卡=4.186 8焦)的外食菜单或自己下厨的健康瘦身餐。另外，本书也提供正确生活作息与指导修饰肥胖身材的穿着法。

读者可针对自己想瘦的部位，全方位打击脂肪，让瘦身不难、痛苦不再，完成"还想再瘦一点"的减重梦想。

本书开宗明义即表明系整编自原水《啊！瘦上半身完全搞定》等三本书，但仍要再次特别感谢曾经协助这三本书的李政育医师、姜慧岚秘书长、洪若朴营养师、黄国晋医师、黄丽卿医师、叶安蒂老师、赵思姿营养师、刘桂兰医师、赖荣年医师、萧敦仁医师、谢瀛华医师、谢宜芳营养师、苏茂仁医师等许多专业人士，抽空受访，传播正确专业的知识，提供读者一条健康瘦身的途径。

目　录

CONTENTS

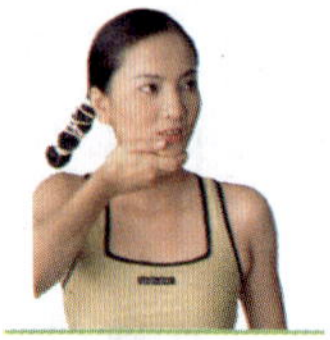

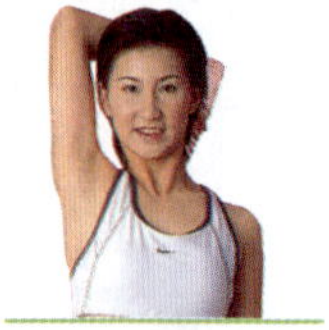

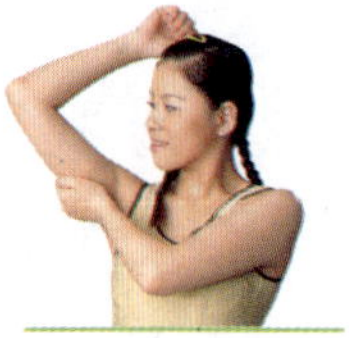

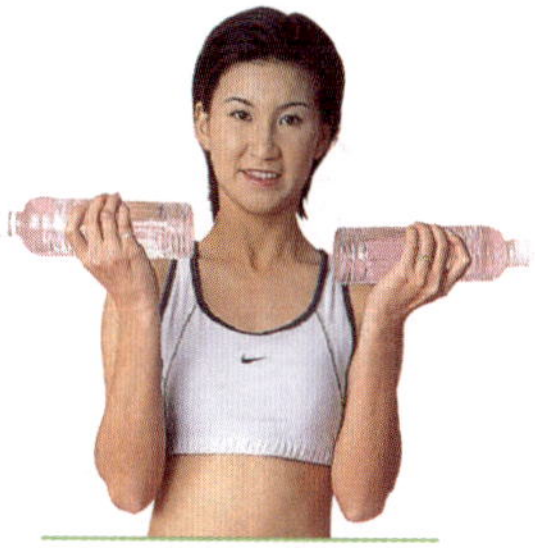

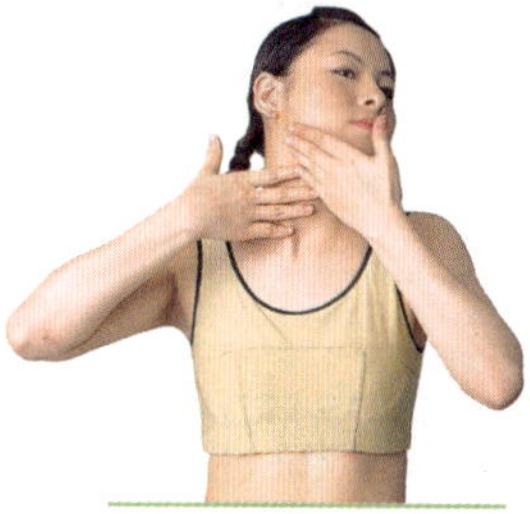

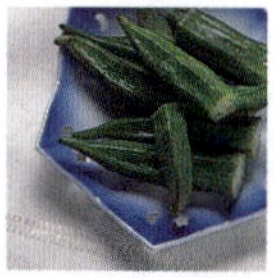

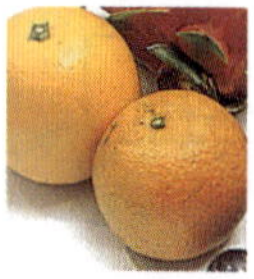

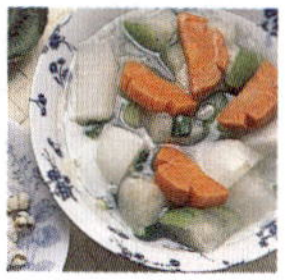

目　录

PART2 再瘦一点！摆脱 水桶腰、大腹婆 的可怕恶梦

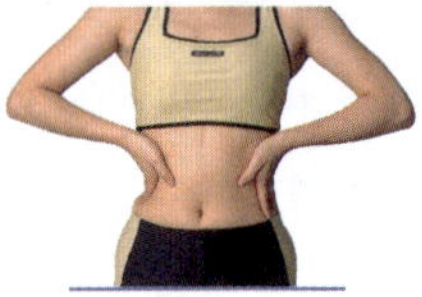

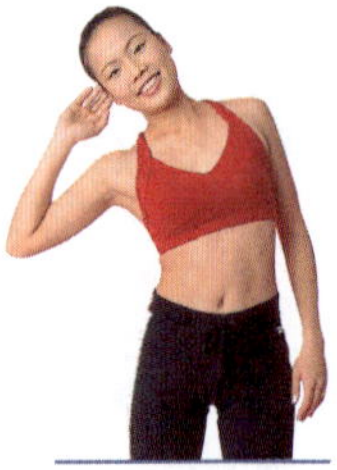

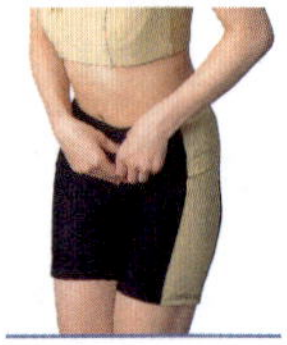

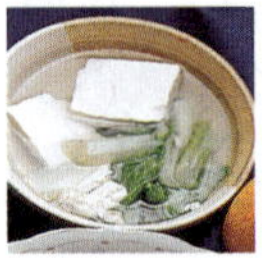

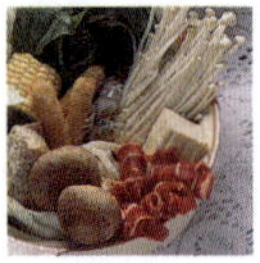

PART3 再瘦一点！摆脱 西洋梨、胖胖腿 的肥胖身材

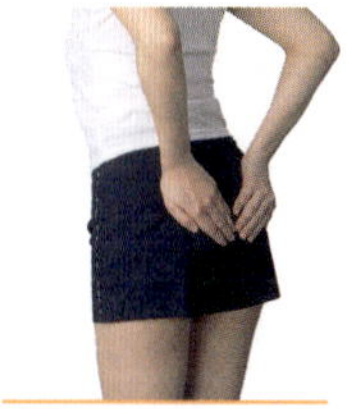

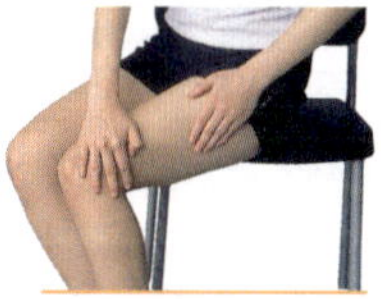

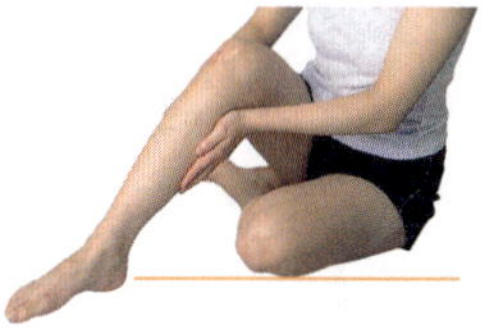

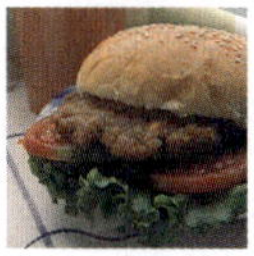

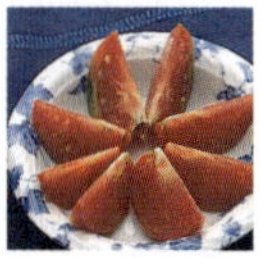

瘦身之前，不可不知

在执行任何减重计划之前，可得仔细评估这种减肥法是否合乎安全健康的减重原则，尤其是各种标榜快速减重的瘦身方法，更需要仔细评估。

最好以每周减少0.5～1千克的速度来瘦身，欲速则不达，减肥反而减出一身毛病，轻则赘肉少不了，严重的甚至可能赔上性命。

不当减肥的 10 大后遗症

1.基础代谢率下降，容易复胖

热量过低的减重计划将引发人体自然防御的反应，自动降低身体的代谢率。所以，即使只吃一点点，热量仍会成为脂肪囤积起来。等到恢复正常饮食之后，代谢率仍停留在之前较低的水平，多吃的食物消耗不掉，又存在身上成为脂肪。

2.体重忽上忽下的“溜溜球效应”

快速减重瘦的可能不是脂肪，而是水分和肌肉，当未来复胖后，增加的体重有可能全是脂肪，减重初期乍见体重直直落的喜悦，转瞬间将成为脂肪增多，体重直线上升的梦魇。因此，不当减肥的后果，将使体重上下波动，如同溜溜球一般。另外，如果是经由正确的减肥方式而使体重减轻的情况，即使将来体重回升，也会维持较“正常”的比例，不至于起伏太大。

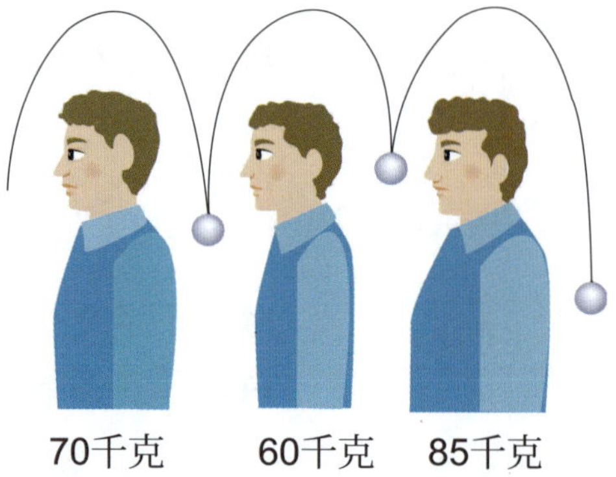

3.想吃东西的欲望更强烈

过度严苛的不合理减重计划，反而引发更强烈的食欲，造成满脑子只想“吃、吃、吃”，以至于眼前的食物照单全收，可能让自己胖得更快。

4.情绪不稳定

减肥时不只要对抗食欲，在“食物”与“体重”之间的痛苦挣扎，加上营养不良的饮食，都容易使得情绪不稳定，老是产生疲倦、暴躁、不开心等负面情绪。

5.掉头发、皮肤变差

营养不足的瘦身餐，人体无法吸收充足的养分，造成肤质变差，头发开始变黄、枯干，甚至有异常脱发的危机。

6.抵抗力减弱

营养素吸收不足，无法供给人体充足的养分，造成免疫系统衰退，抵抗力减弱，以致伤风感冒小毛病不断。

7.骨质疏松

无法兼顾营养均衡的瘦身法，身体容易缺乏钙质和其他营养素，骨本留不住，还未到更年期，就发生骨质疏松的情况。

8.月经周期混乱，甚至停经

减肥期间营养失调造成月经周期混乱，加上减重的心理压力、过度剧烈的运动，都可能让女性的经期不规则，严重者甚至可能月经不再来。

9.内分泌紊乱，引发其他疾病

有一餐没一餐，不正常的进食状况，扰乱人体能量的转换及代谢，造成内分泌系统失调，可能引发糖尿病、甲状腺机能障碍等疾病。

10.死亡

服用来路不明、未经科学验证的减肥茶、减肥药、减肥食品，甚至各种减肥偏方，都有引发并发症致死的案例。

减肥饮食的 5 大错误观念

1.一天只吃1～2餐，少吃就不会胖

自动减餐表面上看来能减少热量，实际上并无太大的帮助，反而会愈减愈肥。因为每天只吃一餐或两餐，打破身体既有的饮食习惯，不仅不易消除饥饿感，长时间热量无法吸收，人体将在下一次进食时，自动地吸收储存所有的热量。而过于严苛的节食，一旦计划失败，体重可能更重！

建议想再瘦一点的你

不要刻意减餐，维持正常的三餐进食，谨记"早餐吃得好、午餐吃得饱、晚上吃得少"原则，尽量低热少油，才是瘦身之道。

2.懂得计算卡路里，减重没问题

对一般缺乏营养知识的人来说，一开始减肥就要计算卡路里，可能会被复杂的食物份量和热量搞得晕头转向，似懂非懂的营养知识反而令人无所适从，结果可能吃得更多。

建议想再瘦一点的你

先着手了解简易的食物热量计算原则，可以购买专业指导的卡路里手册来对照，等你熟悉热量计算方式后，即可自行计算卡路里，调配个人饮食计划。

3.不吃淀粉类，不然减不了

减肥一开始就不吃淀粉类，会造成因为缺少热量的供应，容易感觉肚子饿，为了填满食欲的空虚而吃下更多菜肴，如果其他菜肴又是高油脂的料理，摄取的热量必定不减反增。

建议想再瘦一点的你

可渐进减少淀粉摄取量，从一碗饭减少为半碗饭，热量也会减半。或者选择营养价值高、易有饱足感的谷类，如糙米、五谷杂粮等取代精致白米、面粉。

4.水果都低热量，不必限量

和其他种类食物比较，水果热量的确是较低。不过，任何食物吃多了，累积的热量都很可观，加上现在新品种的水果甜度高，热量相对也增加，而有些本身营养丰富、热量却不低的水果，如酪梨、香蕉等，减肥期间还是得适量。

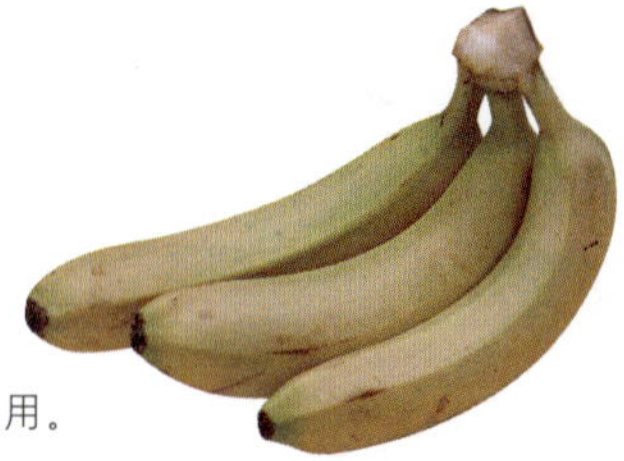

■香蕉热量高，请适量选用。

> 建议想再瘦一点的你
>
> 把水果当成正餐之间、饥饿时的点心，补充维生素和矿物质，别以水果作为单一减重法的主食，否则可能导致营养不良的情况。

5.立即拒绝零食，完全碰不得

许多人减重失败常是因为一时嘴馋破戒，事后苛责自己使得减重计划全盘皆输。

平日养成吃零食的习惯，一时之间是难以戒除的，最好的方法还是逐步戒除零食瘾，减少热量，节食才易成功。

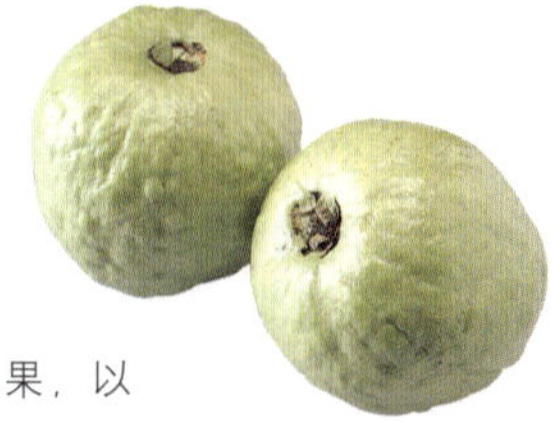

■可多准备一些低糖的水果，以备嘴馋时享用。

> 建议想再瘦一点的你
>
> 事先准备一些低糖的零食，如新鲜水果、低脂酸奶、蒟蒻（魔芋）果冻、洋菜冻、仙草、爱玉、无糖口香糖、低糖可乐等，真的忍不住时，就拿出来解馋吧！

错误 VS.正确的饮食范例

减肥饮食的重点，不仅在于“吃了多少”，更取决于“吃了什么”，食物的热量总和最重要。

少吃不代表吃对了食物，如果选择蛋糕、饼干、炸鸡、汉堡等高热量食物，万一吃不饱，又多吃了几块，只怕减肥不成，再胖一圈。唯有适当调配营养均衡的饮食，多摄取天然未加工的新鲜食物，才能瘦得健康又漂亮。

减肥时最好尽量摄取天然少加工的食品，例如全谷类、瘦肉类、豆类、蔬菜、水果等。同时远离精致加工的食品，例如蛋糕、甜点、快餐、油炸物、糖果、甜味饮料、酒等。这才是最佳的瘦身饮食原则。

	错　误	正　确
饮食范例	早餐：不吃 午餐：牛肉汉堡1个、低糖可乐1罐 晚餐：苹果1个	早餐：馒头1/2个、脱脂牛奶 1 杯、煎蛋 1 个 午餐：叉烧拉面、小白菜 1 把、橙子 1 个 晚餐：白饭 1 碗、烤棒棒腿 1 支（去皮）、烫空心菜、莲雾 2 个
总热量	约800卡	约1 200卡
身体状况	饥饿难耐，头昏眼花，显然摄取食物总热量低，节食过于严苛，无法长久实行，结果两天即宣告失败，而且复食后又重了1千克	胃口饱足，神清气爽，在餐与餐中间进食水果，避免身体过度饥饿又乱吃一通。实行营养均衡的节食法，结果1个月内瘦了3千克
营养分析	营养不足的减肥餐，食物份量不足，几乎以热量高、营养价值低的快餐为饮食来源，不宜采用	营养均衡的减肥餐，包括主食6份、肉类5份、奶类1份、蔬菜水果4份、油脂3份，符合健康安全的瘦身原则

减肥运动的 5 大错误观念

1.运动减肥效果不佳

平均60千克的女性，跑步20分钟约消耗170卡，而170卡的热量只要喝一杯奶茶就全补回来了，表面上看来运动消耗的卡路里确实不多。不过，运动后的6～8小时内，因运动提升的代谢率每小时将可再消耗20～30卡的热量，也就是说一天可多消耗120～240卡。

2.运动一定要流汗

运动时会不会流汗和个人的身体状况、周遭环境有关，并不表示汗流得愈多，愈有瘦身效果。不过，如果运动却没有流汗、心跳加速等生理反应，代表运动强度或运动时间不足，尚未达到燃烧脂肪的标准，自然瘦身效果不佳。

3.运动只会产生肌肉

运动的确会锻炼肌肉，不过，要达到健美先生的程度，恐怕只有男性才有这个福气。因为女性缺乏一种称为“睪固酮”的男性荷尔蒙，无法练就一身结实肌肉，至于健美小姐们的结实肌肉，则是经过严格训练，一般人普遍缺乏运动，并不容易达到这种程度。

4.局部运动就能消除局部脂肪

有氧运动才能燃烧脂肪，局部的肌力运动是加强局部肌肉的锻炼，二者不能混为一谈，最好的方法是将运动分成两个阶段，先进行20～30分钟的有氧运动燃脂，再进行10～20分钟的肌力运动加强局部锻炼。

5.偶尔运动就能减肥

虽然只要运动都会消耗热量，不过，偶尔运动一次的效果绝对比不上长期运动来得好。久未运动，又突然从事剧烈运动后，身体会感觉疲劳、肌肉酸痛，容易令人心生惰性而放弃。况且，时间短、爆发力强的运动，消耗的是体内的蛋白质，只有持续20分钟以上的运动，才能够燃烧脂肪。因此，下次做运动时，至少要达到20分钟哦！

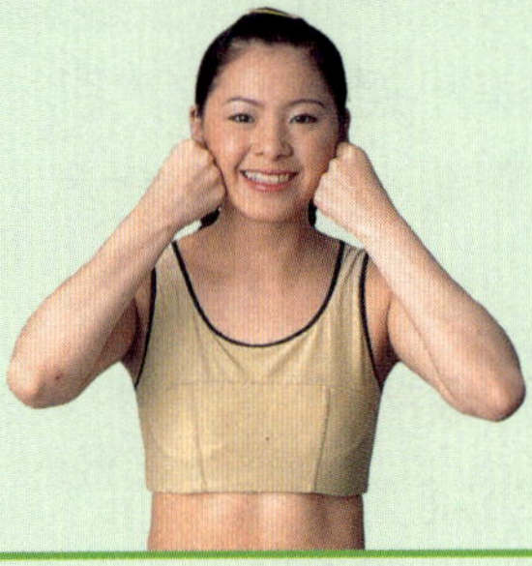

PART 1

再瘦一点！摆脱
脸颊、肩颈、手臂、
胸部、后背
的麻烦赘肉

迷 思 篇

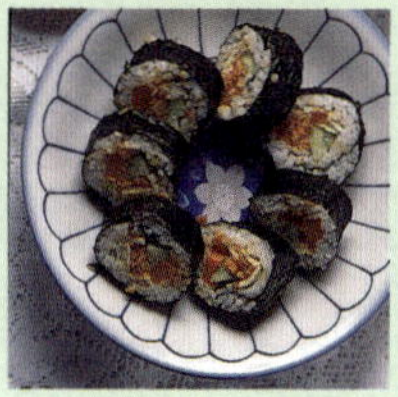

运 动 篇

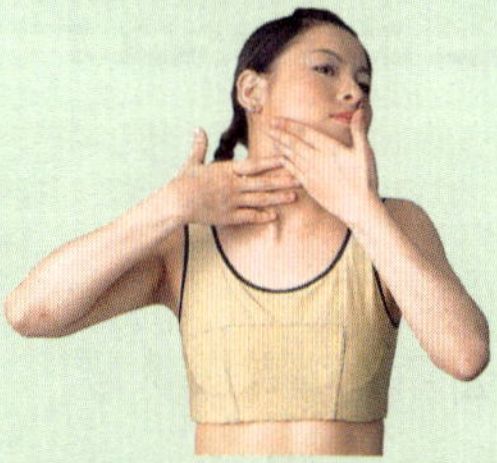

按 摩 篇

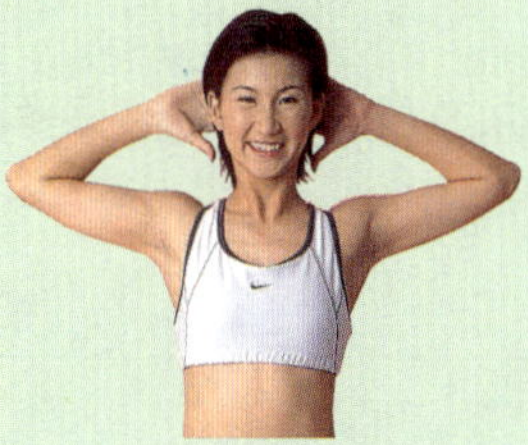

饮 食 篇

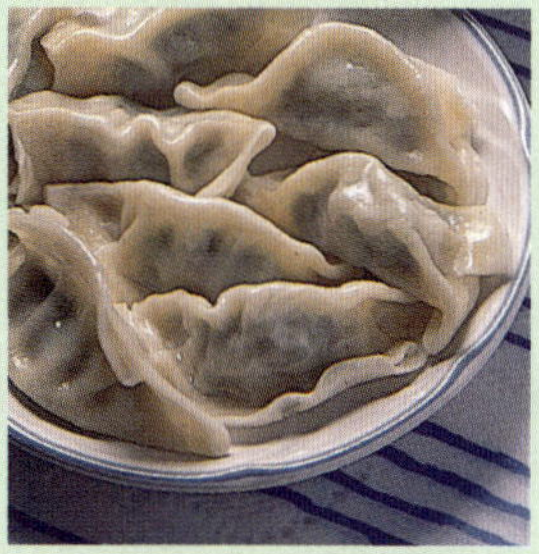

保 健 篇

为什么要瘦上半身?

一般而言，不论男女，超过标准体重10%以上，都算是该减肥的族群，以免身上的“重量”成为引发各项慢性病的诱因。

由于脂肪组织通常均匀分布全身，单纯上半身肥胖的人不多，因此是否需要针对上半身减肥，可以考虑下列几个标准。

需要瘦上半身 3 大原因

1.全身整体比例不佳

明明下半身优雅匀称，有双修长傲人的美腿，偏偏上半身却有个稍嫌太圆的苹果脸或是健壮的手臂、肉感的背部，破坏视觉整体美感。

> 建议瘦身法
>
> 超重者先采取饮食控制或增加运动量等方式减去多余脂肪，再针对上半身进行运动、针灸、按摩或推脂等塑身法。

2.局部肥胖特别明显

赘肉总是堆积在脸部、颈部、手臂、背部等上半身，不论是细肩带上衣，还是露背装，这类清凉性感的辣妹装永远与之无缘。

> 建议瘦身法
>
> 针灸、按摩、推脂或进行局部肌力训练塑身。

3.雕塑健美身段

上半身不算“肥胖”，只是缺乏运动的身材，看起来有些松垮，使自己缺乏自信。

> 建议瘦身法
>
> 勤练有氧运动燃烧脂肪，再进行简单的肌力训练修饰线条。

谁容易上半身发胖?

根据遗传、脂肪特性、骨骼结构、运动习惯等上半身肥胖的可能成因，可归纳出下表中6种容易上半身发胖的可能族群。

如何简单判定自己属于上半身肥胖?

量体重只能得知自己是否超重，要确定自己是否上半身肥胖，最简单的方法就是目测，不妨站在镜子前，仔细端详自己的上半身比例是否和全身协调。

上半身肥胖6大族群

族　群	发胖原因	解决方法
1.父母也是上半身肥胖者	遗传家族体型	以运动来锻炼局部的肌肉，达到消除脂肪的目的
2.曾经积极锻炼上半身肌肉者	停止运动后，造成肌肉减少、脂肪囤积	
3.缺乏上半身运动者	肌肉不发达，脂肪堆积	
4.弯腰驼背，姿势不良	导致骨骼变形，身体有多余空间堆积脂肪	
5.动过下半身抽脂手术	下半身脂肪细胞减少，发胖后上半身脂肪囤积相对地增多	控制饮食，避免高脂、高热量的食物使得身体发胖
6.服用类固醇药物	药物副作用造成月亮脸和水牛肩	停止服用类固醇药物

上半身的赘肉在哪?

不论你是否计划减肥，建议你都该找个机会仔细审视自己的身体，彻底了解身体的曲线及状况，手上摸的到底是结实的肌肉，还是松软的赘肉。

开始之前先提醒你——审视的标准别过度严苛或宽松，尽量以客观的角度来观察自己的身材，记下优点，提醒自己该加强锻炼的部位。

沐浴后，花10分钟站在镜子前，就能发现真相。上半身的赘肉不难找，从镜子中就可见端倪，显而易见的是圆润的脸部及富态的双下巴，至于遮掩在衣衫下的身材，别以为赘肉看不见，就能当它不存在，宽衣解带之后，隐藏的赘肉立即现形，再也隐瞒不了的事实将提醒你——该减重啦!

脂肪分布范围，男女有别

男性普遍在颈部、肩膀、手臂、腰围、腹部等囤积脂肪，女性则倾向在颈部、肩膀、手臂、胸部、腹部、臀部、大腿等部位，尤其是下半身，脂肪的囤积，常让女性朋友困扰许久!

以阶段性目标来执行计划

减重最好以达到阶段性目标来执行计划，瘦到一定的程度后，先维持体重3~6个月，再继续下一阶段瘦身计划，成功率较高，也较不易复胖。

上半身8个部位瘦身难度

脸颊

瘦身难度指数：★★★☆☆

赘肉特性：脸颊松软赘肉多，易变成大饼脸。

下巴

瘦身难度指数：★★★☆☆

赘肉特性：脸部赘肉多，容易成为双下巴。

手臂

瘦身难度指数：★★★☆☆

赘肉特性：不论男女，上臂都易囤积赘肉，缺乏运动的手臂较松垮无力。

腋下

瘦身难度指数：★★★★★

赘肉特性：腋下部位平常运动少，赘肉易囤积，需特别锻炼，才能消除。

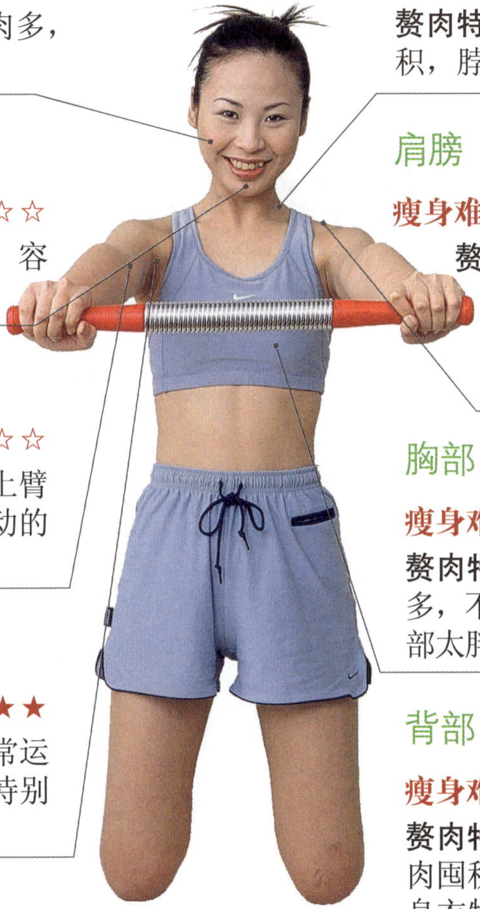

脖子

瘦身难度指数：★★★☆☆

赘肉特性：颈部赘肉一旦堆积，脖子看来短而粗。

肩膀

瘦身难度指数：★★★★☆

赘肉特性：肩膀肥厚圆润，若平常姿势不良、习惯驼背，看起来粗壮厚实。

胸部

瘦身难度指数：★★★☆☆

赘肉特性：胸廓肥厚赘肉多，不见得是乳房丰满，胸部太胖时反而沉重又累赘。

背部

瘦身难度指数：★★★☆☆

赘肉特性：背部脂肪多，赘肉囤积严重时，不必穿上合身衣物，也有多层堆积的游泳圈。

为什么只有上半身胖？

如果体重标准，却有上半身特定部位的肥胖问题，例如脸颊或手臂等，一般而言，可能是下列因素造成的。

上半身肥胖的7大成因

1.内分泌异常

内分泌疾病患者，例如库欣氏症病人就会出现身体躯干肥胖、四肢细瘦的体态。

2.服用类固醇

药物的副作用也会造成体重上升，类固醇会增加食欲、刺激脂肪细胞增生及肥大，并影响钠的排泄，进而导致水分滞留体内，最明显的症状即是形成大大的月亮脸及肥厚的水牛肩。

3.遗传

基本上，除了后天饮食、运动会影响体型外，特定部位的肥胖问题，遗传还是最重要的因素。如果双亲属于大而圆的脸蛋，通常儿女有张丰润圆脸的比例也较高。

4.脂肪特性

理论上脂肪应该均匀分布全身，至于为什么局部特别肥胖，原因也许是肌肉发达或其他因素，不一定是脂肪囤积的结果。若是脂肪特别的局部肥厚，成因则是因人而异，医学上仍未有定论。

5.骨骼结构

有些人虽然不胖，却因骨架粗大而显得孔武有力。局部肥胖多少还是与脸型、体态的骨骼结构有关，若是能在幼儿期、青春期注意骨骼的生长发育情况，也许能避免成年后产生局部肥胖的问题。

6.运动过度

经过长期运动训练造成肌肉发达，突然停止运动后，脂肪侵袭原有的肌肉组织，造成局部特别肥壮，例如拳击选手的手臂特别粗壮。

脂肪与肌肉，重量不变，空间加倍！

同样的重量，1千克的脂肪比1千克的肌肉多占1.2~1.3倍的空间。因此，即使体重相同，肌肉组织较多的人，外表看起来较脂肪多的人更加纤瘦。

7.缺乏运动

身体的肌肉缺乏运动锻炼，加上肥胖造成脂肪肥厚，局部就会显得松垮无力，摸起来都是肥肥软软的赘肉。

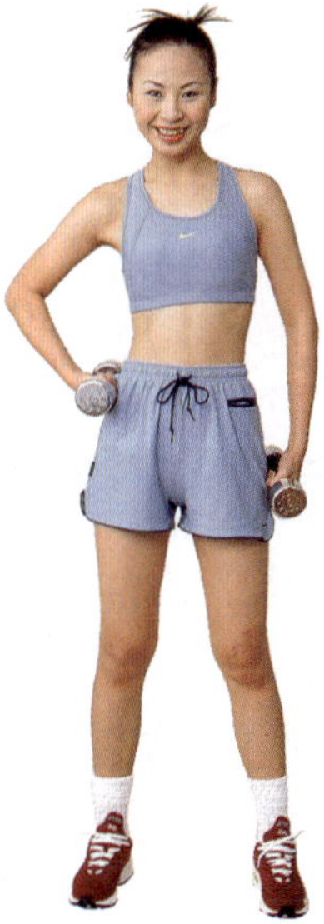

■正确运动才是消除局部肥胖的方法。

年龄增长后，代谢率趋缓

当你年过25岁以后，身上的肌肉将以每年3％的速度消失，并且增加3％的脂肪，建议你快去运动吧，以免肥肉年年长，今年又比去年多。

脸部肥胖因素

有了张圆嘟嘟大饼脸，就算身体曲线玲珑有致，视觉上看起来还是显得胖。第一步就要先了解脸部肥胖因素，再对症下药，找出解决之道。

可能造成脸部肥胖因素有以下五种：遗传、骨骼、肌肉及脂肪分布、婴儿期睡姿、病理因素。

脸部肥胖的5大成因

1.遗传

长相还是和家族遗传有最大关系。

2.骨骼

骨骼生长若有些微的差距，长相可能就是“美女”与“野兽”的天壤之别。因此，骨骼也会影响脸上肌肉与脂肪的分布。

3.肌肉、脂肪分布

脸上脂肪多的确显得胖，若加上肌肉松弛，在视觉上不仅胖又显得老化。

4.婴儿期睡姿

仰睡的婴儿多数头型扁，脸看起来也比较大，因此建议小宝宝最好采取侧睡或趴睡来修长脸蛋。

5.病理

若因疾病产生身体水肿，脸也会跟着发胀。

肥胖也会造成肩颈酸痛

当上半身囤积过多的赘肉时，加上缺乏运动，此时上半身新陈代谢、血液循环不佳，容易造成肩颈酸痛的状况，增加身体不适。

颈肩肥胖因素

岁月不饶人，颈肩部位堆积的脂肪最容易因岁月的变化而层层堆积，尤其在颈部形成一圈圈的脂肪层，年龄愈长、愈是严重，快注意颈肩肥胖因素，可别因此泄漏了自己年龄的秘密。

颈肩肥胖的4大成因

1.长期运动

长期锻炼上半身的运动选手，肩膀宽阔，若停止运动，容纳脂肪的空间也会增加。

2.药物副作用

因为服用类固醇药物，以致形成肥厚的水牛肩。

3.姿势不当

长期弯腰驼背造成脊椎变形，容易在颈后、肩膀囤积脂肪。

4.压力郁积

长期压力造成肩膀肌肉紧绷，血液循环不顺、代谢力较差，顽固的脂肪容易在肩颈落地生根。

遗传是肥胖的最大因素

后天饮食与运动环境也是造成肥胖的因素之一。一项研究指出，对有家族性肥胖的人来说，遗传因子仍较环境因子更为重要，一群从小被人收养的孩童，虽然饮食、运动环境均适当，但成年后，体型仍较接近其亲生父母。

也有一派学者认为，后天的饮食、运动等环境因子影响较大，例如东方人移民到西方，孩子接受西方的饮食习惯后，身材比父母更为壮硕。

因此，为克服遗传因素，加强注意后天饮食与运动，才是健康减重的不二法门。

手臂肥胖因素

手臂的脂肪易囤积却难消除，许多人苦于手臂赘肉，就算天气再热，也不敢穿上无袖上衣凉快一下。其实手臂赘肉也能消除，只要先明白手臂肥胖因素，再进行局部锻炼计划，就可能有纤瘦的手臂，完美的线条。

手臂肥胖的3大成因

1.遗传

手臂脂肪细胞的分布仍和遗传最有关系，先天影响脂肪细胞数量，若后天饮食再不节制，脂肪细胞就会逐渐增大、增重。

2.运动过度

例如运动选手的体能训练造成肌肉肥厚，一旦停止运动，肌肉便会松软无力，立即成为脂肪大军驻扎之地。

3.缺乏运动

长期缺少运动的结果，是无法消耗赘肉，也无法锻炼肌肉的。

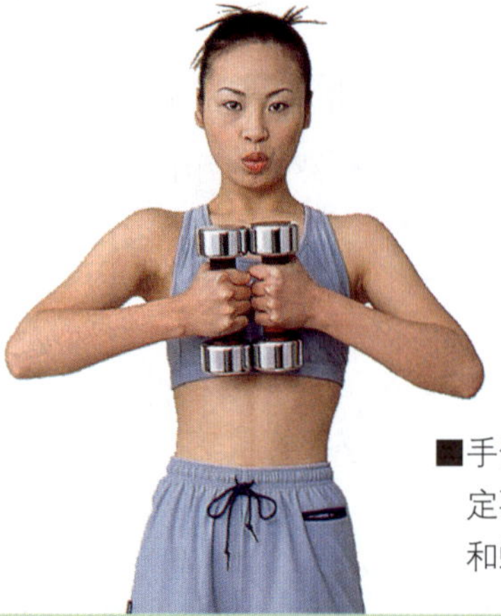

■手臂赘肉难消除，一定要勤奋运动，才能和蝴蝶袖说再见。

脂肪容易囤积在腹部、大腿、手臂

脂肪细胞并不会分辨人体究竟消化了什么食物，但消耗不完的能量得储存在腹部、大腿或者手臂，这些多余的热量通通会成为脂肪在细胞内囤积起来。

胸部肥胖因素

因为现今社会的审美观，鲜少有人嫌自己胸部太大的，除非严重影响日常生活，才会考虑胸部减肥或进行缩胸手术。不过，乳房组织有1/4由脂肪组成，随年岁增长，其余的乳腺组织也会逐渐被脂肪取代。

但脂肪多不代表胸部的形状够美，还是得长在适当的位置最恰当，如果脂肪多堆积在乳房旁边的腋下，反而显得胖；胸部太大，不仅容易下垂，生活也有许多不便之处。

胸部肥胖的3大成因

1.遗传

若家族女性双峰雄伟，生出的女孩未来多半也会受遗传影响，具有雄伟的胸部。

2.内分泌

女性荷尔蒙中的雌激素作用，也会影响胸部发育情况。

3.生产后

产后妇女身体分泌乳汁，胸部也会发胀变大。不过，大部分是暂时的现象，等授乳期后又会恢复。

新陈代谢下降，易出现体重上升

妇女因为生产及更年期荷尔蒙变化的影响，加上新陈代谢率的降低，难免也会出现体重上升的情形。

这种因新陈代谢率降低而引起的肥胖，除了必须减少食量，还得腾出时间来运动，以提高代谢率，让身体自然而然地多消耗点热量，才不至于随着年纪增长而发胖。

背部肥胖因素

健壮的“虎背熊腰”令追求纤瘦美感的女性烦恼，而背上的脂肪更令人忧心，穿上稍微紧身一点的服装，层层的赘肉立刻现形。第一步先了解背部肥胖因素，千万别让赘肉爬上背脊。

背部肥胖的3大成因

1.脂肪特性

上臂内侧和连接上背部之处，此处肌肉不易运动，因此成为最佳的赘肉躲藏处。

2.缺乏运动

虽然脊椎是由一节一节的关节组合起来，但此处关节运动不易，无法锻炼松软的肌肉，易使脂肪趁机蔓延增生。

3.姿势不当

弯腰驼背造成脊椎变形，背部容易囤积脂肪。

■平常坐的姿势不正确时，就可能使脂肪囤积，应该减少弯腰驼背的机会。

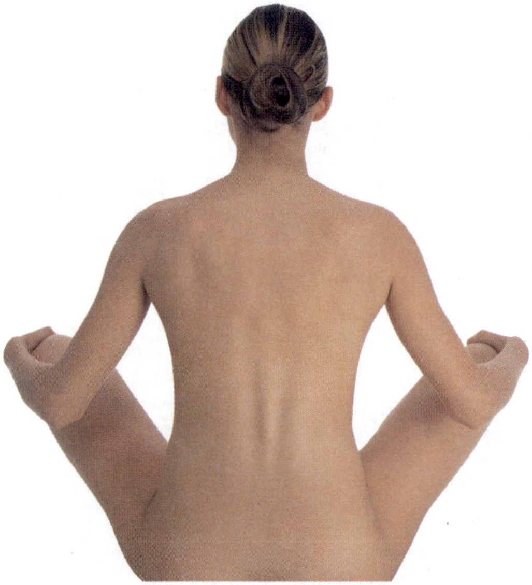

上半身标准尺寸怎么算?

因为个人骨架、肌肉组织、脂肪分布的特性不一，很难有个客观的数据来评断标准尺寸，只能依个人整体体型的匀称比例，及个人的主观美感作为评定标准。

虽然身体有所谓“黄金比例”的参考值，但是身材横向的局部尺寸，目前科学上并无定论，也没有一定的标准。若你认为自己的身材已经非常完美了，就不必在乎数字的变化，若还想更进一步了解身材尺码，以下的局部尺寸可作为参考值，但并非绝对值，因人而异的身高、体型也有局部尺寸的不同。

上半身标准尺寸

1.脸部

采取捏肤测试，拉起来的脂肪加上皮肤约1厘米。

2.颈肩

采取捏肤测试，拉起来的脂肪加上皮肤约0.5厘米。

3.手臂

- 采取捏肤测试，手臂伸直后，手拉起臂下的部位，厚度为1~1.5厘米，都算正常。
- 手臂自然下垂，在上臂后面，介于肩膀和肘尖的中间点，捏住皮肤和脂肪，若超过2.5厘米，代表脂肪太多。

4.背部

肩胛骨中间部位，若拉起厚度（包括皮肤）超过2厘米，就算太胖。

5.胸部

标准胸围 = 身高（厘米）× 0.53

燃脂消瘦的运动

专家们一致同意，“运动”是达成瘦身最安全有效的方式之一，不仅能燃烧脂肪，还能锻炼松弛的局部部位，想瘦哪里就瘦哪里，也不必担心节食可能耗损蛋白质，反而瘦到不该瘦的地方，而无法有效雕塑自己想瘦的部位。

如果你觉得自己上半身太胖，希望能够瘦下来，建议你可以分成两阶段式的运动。

先以有氧运动来燃烧脂肪，让全身均匀地瘦下来，再进行局部塑身的肌力训练，锻炼局部的肌群。

上半身运动计划

步骤1. 有氧运动

只有借着持续性的有氧运动才能真正燃烧脂肪，如果你上半身的赘肉脂肪多，一定要以有氧运动的方式来消耗。

你可以选择的运动

游泳、慢跑、快走、骑脚踏车、有氧舞蹈等运动。

运动频率

每周三次、每次至少20~30分钟。如果能达到每周五次的运动量，对减肥的效果更好。

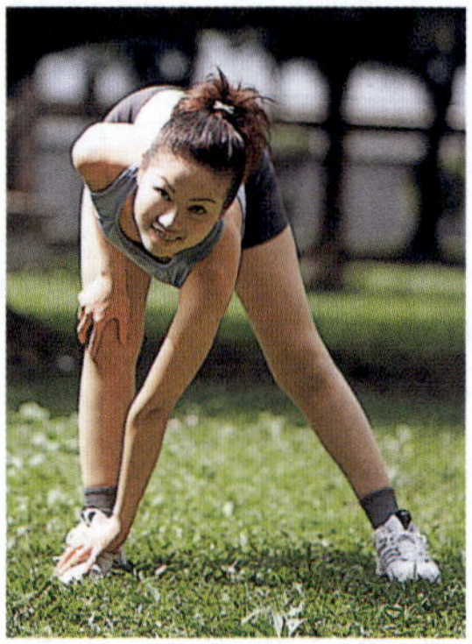

步骤2. 肌力运动

能锻炼局部肌肉，修饰曲线，让肌肉变得结实有弹性。

你可以选择的运动

伸展运动、瑜珈、健美操等。

运动频率

刚开始可以在有氧运动后进行，由每周三次渐渐增加至每周五次，甚至是天天运动，对瘦身更有效。

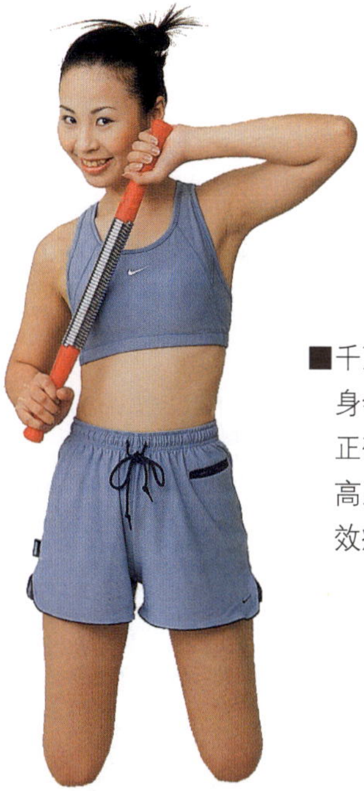

■千万别以为运动瘦身会让你变壮硕，正确的运动才能提高身体代谢率，有效瘦身。

听说以“运动来减肥”，身材会更粗壮，真的吗?

如果你是男生，运动的确会让肌肉发达，变得壮硕有力；如果你是女生，请别担心这个问题了，因为你身上并没有那种能让肌肉“壮大”的男性荷尔蒙，除非你像健美小姐一样，刻意训练肌肉，并且补充男性荷尔蒙，才有可能。否则，普通的运动能消耗脂肪、锻炼肌肉，却不至于让身材太粗壮。

适当的运动不仅能消耗热量，还有降低食欲的效果。下次当你感觉有一点饿又不太饿时，不妨散步20分钟、呼吸新鲜的空气，抑制饥饿感吧！

肩颈纤瘦运动

肩颈 耸肩动作

使用道具 2个装满水的保特瓶。

目　的 可训练肩部的肌群，预防肩颈酸痛。

运动叮咛 动作不宜过快，颈部肌肉紧绷保持2秒1次的速度，这个动作也可以不拿道具徒手操作。

运动次数 每回合15下，共做2回合。

1 轻松站立，双脚略微打开（约与肩同宽），双手拿保特瓶置于身体两侧。

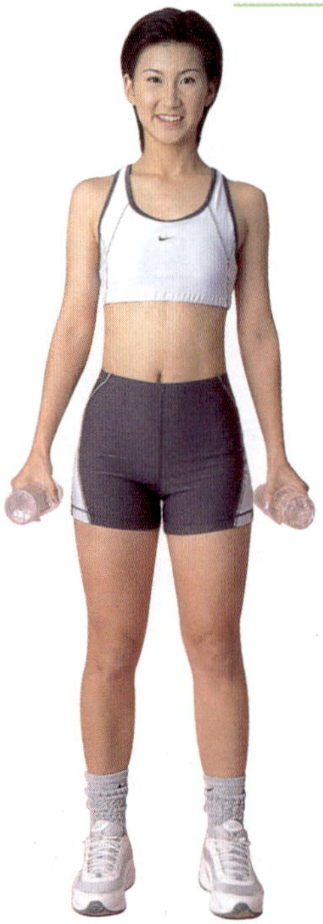

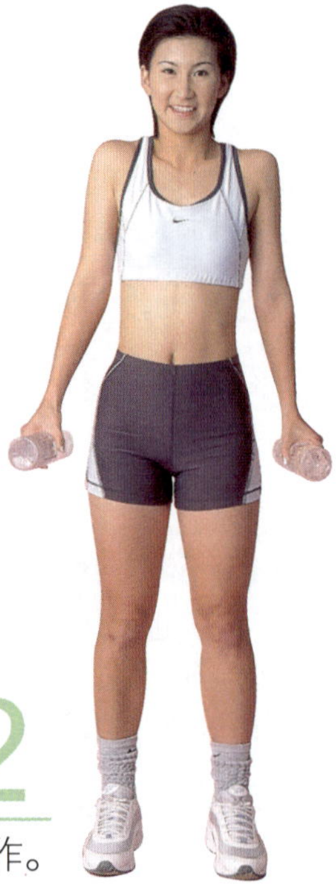

2 做耸肩再放下的动作。

动作设计：中兴健身俱乐部
指　导：有氧体能运动协会秘书长姜慧岚

肩颈

双手滑墙

使用道具	2个装满水的保特瓶。
目　　的	可练习抬头挺胸的动作及肩颈肌力，矫正驼背姿势。
运动叮咛	动作不宜过快，保持4秒1次的速度，这个动作也可以不拿道具徒手操作。
运动次数	每回合15下，共做2回合。

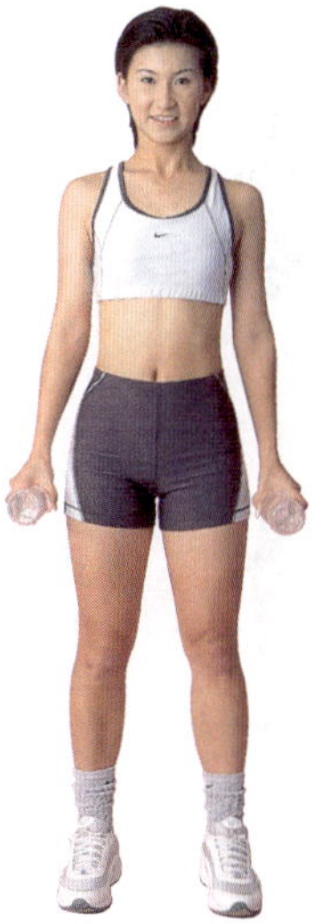

1 背对墙站立，让脚跟、臀部、肩胛骨及头部完全靠紧墙上。

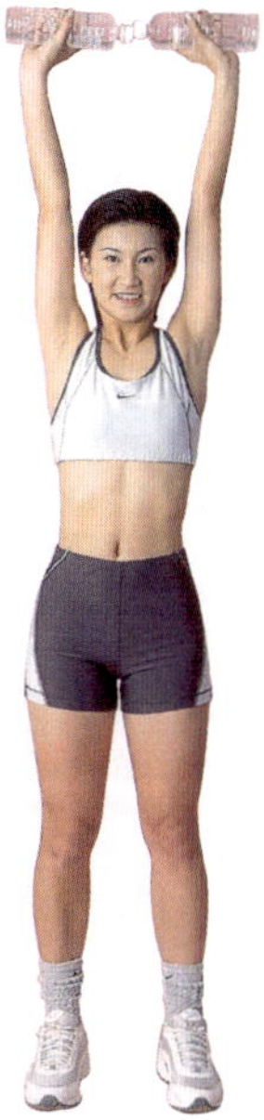

2 双手拿保特瓶向上伸直，双手手肘紧贴墙，慢慢向下滑。

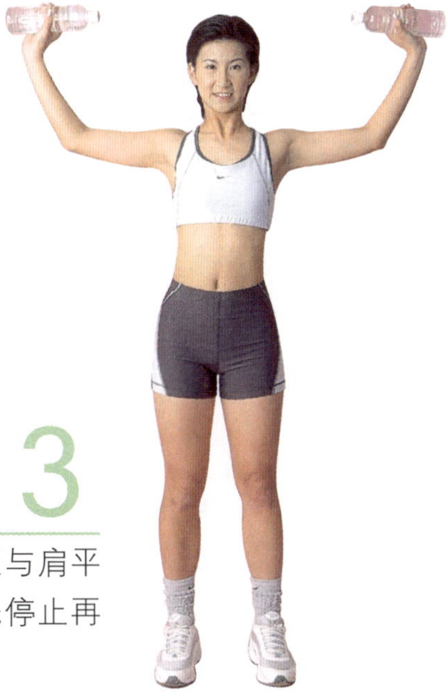

3 手肘下滑至与肩平行时，就先停止再向上滑动。

手臂纤瘦运动

手臂

手臂前弯

使用道具 2个装满水的保特瓶。

目　　的 增加手臂二头肌的肌耐力，修饰手臂线条。

运动叮咛 手臂弯曲时，两手手肘必须夹紧身体，保持1秒1次的动作，这个动作也可以不拿道具徒手操作。

运动次数 每回合15下，共做2回合。

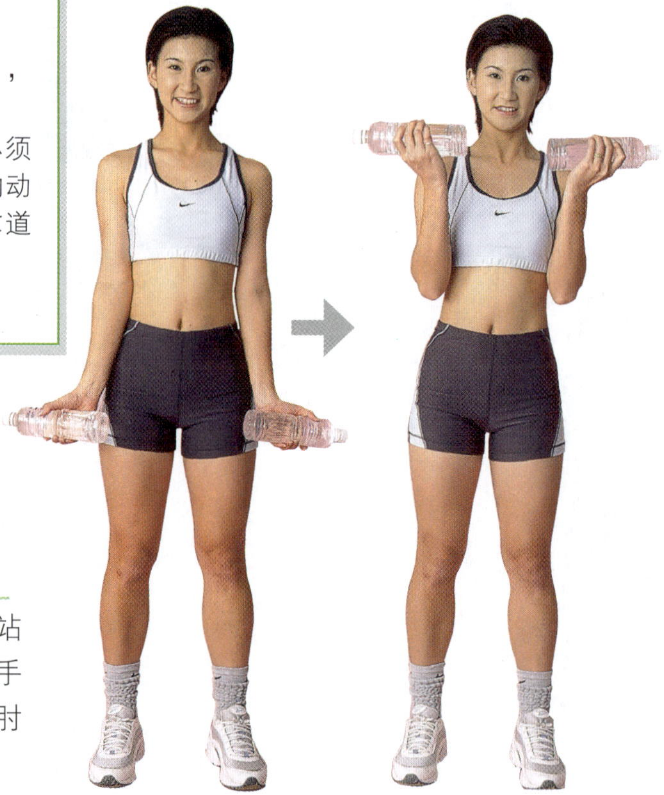

1 双脚略微张开，轻松站立，双手拿保特瓶，手臂自然下垂，两手手肘必须夹紧身体。

2 做手臂弯曲的动作。

手臂　手臂后弯

使用道具 2个装满水的保特瓶。

目　　的 增加手臂三头肌肌耐力，修饰手臂线条，增加手推的力量。

运动叮咛 手肘弯曲时，保持肩关节不动，维持1秒1次的动作，这个动作也可以不拿道具徒手操作。

运动次数 单手每回合15下，共做2回合，换手再做。

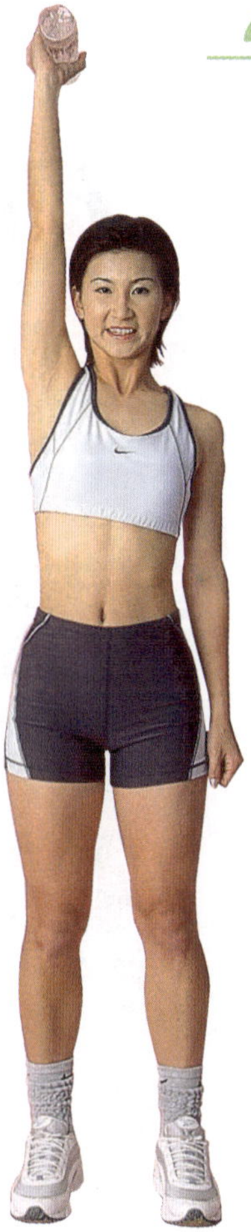

1

轻松站立，双脚略微打开约与肩同宽，右手向上伸直握保特瓶，左手自然下垂。

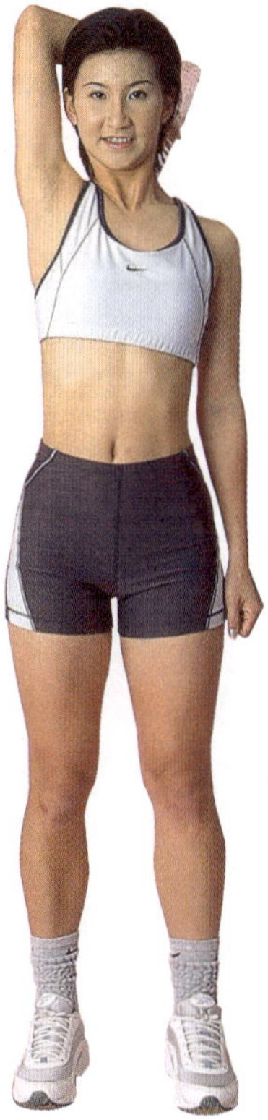

2

右手手肘弯曲，肩关节保持不动，右手拳头慢慢移动到头后方，再将右手向上伸直，重复15次后换左手。

背部纤瘦运动

背部 站立前弯

目的	锻炼下背部的肌群。
运动叮咛	1.上半身须保持直线。 2.动作节奏不可太快，约保持1秒1次的动作。
运动次数	每回合15下，共做2回合。

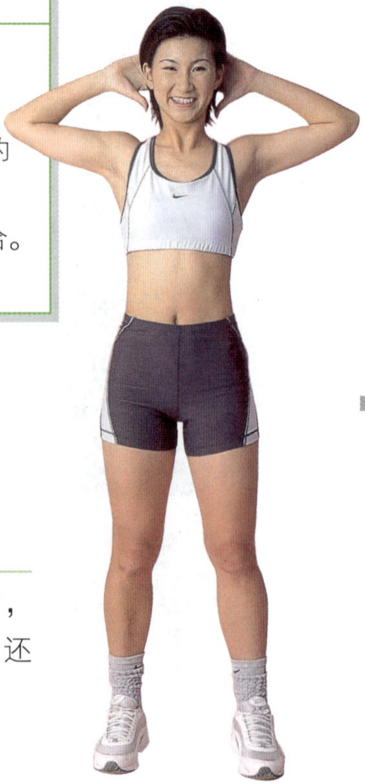

1

两手置于头部后方，双脚打开约比肩宽还要宽半步的姿势。

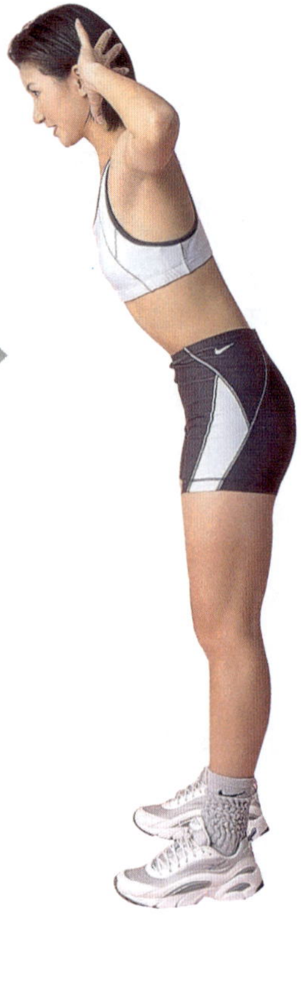

2

上半身大幅度的前弯至45度，再以相同的姿势回来。

背部

飞翔动作

目　的 训练背部及下背部肌群。

运动叮咛 1.上半身不要抬得过高。
2.动作不宜过快，保持1秒1次的动作。

运动次数 共30次。

1 双手双脚伸直，趴在地板上。

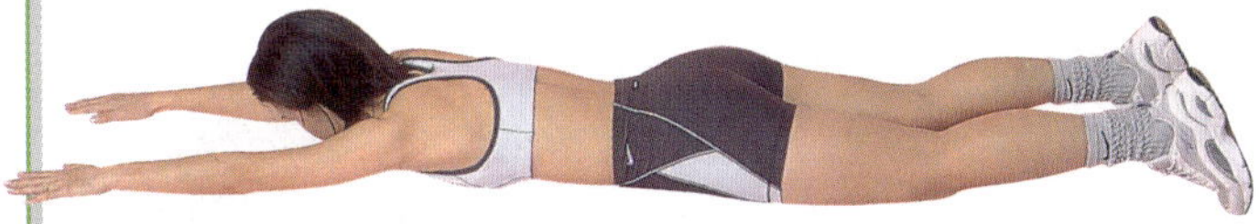

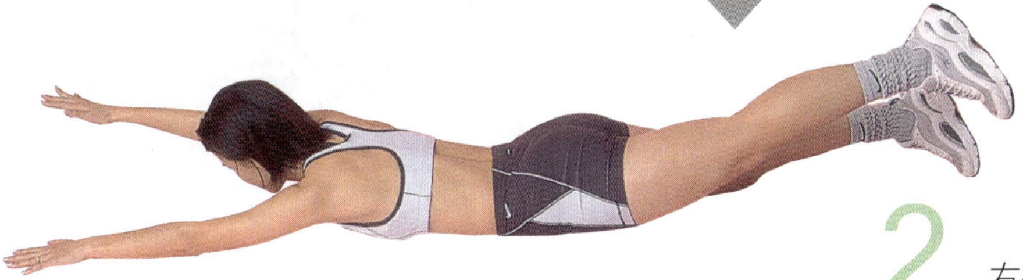

2 右手左脚向上抬。

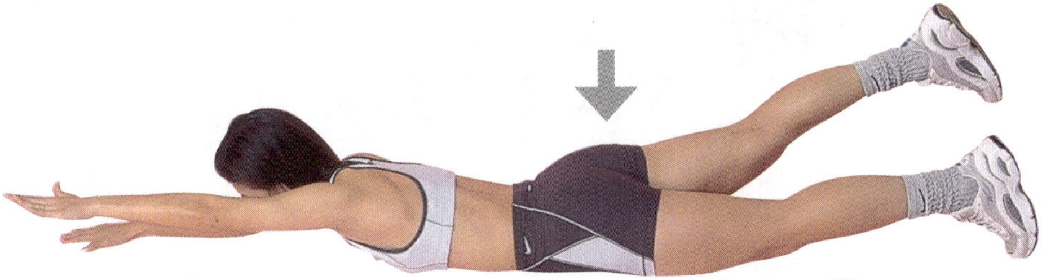

3 换手换脚再动作。

胸部纤瘦运动

胸部 俯地挺身

目的	训练胸大肌、前锯肌、胸小肌。
运动叮咛	1.两手不可以张太开。 2.身体从头至脚须保持一直线，腹背部用力，注意臀部不可太突起或太下沉。
运动次数	每回合15下，共做2回合。

1 双手放至地面上，比肩幅稍宽，双脚叠放在地。

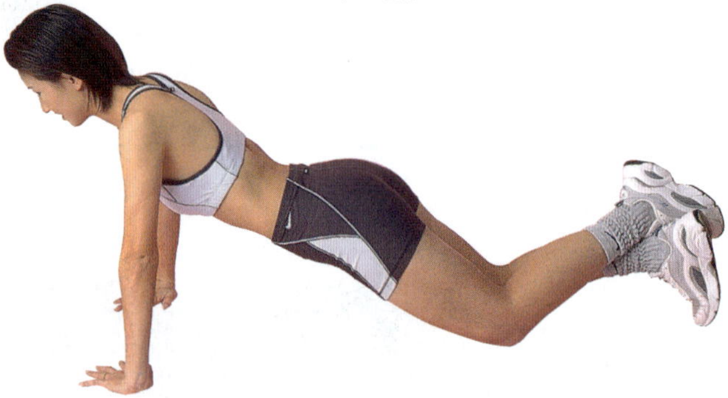

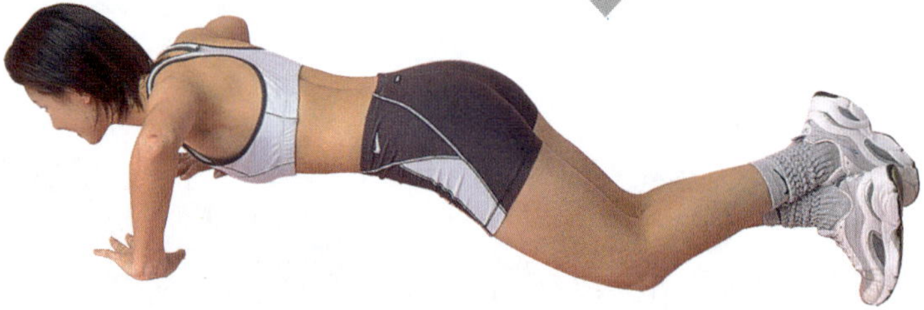

2 双手肘向左、右弯曲，让身体下沉，使胸部下沉至接近地面约一个拳头的高度。

胸部

仰卧推举

使用道具	2个装满水的保特瓶。
目　的	训练胸大肌、前锯肌、胸小肌。
运动叮咛	1.仰卧时请弯曲两脚的膝盖，让下背完全贴紧地板。 2.双手肘下放时，请轻轻地放下，不可碰撞，以免手肘造成撞伤。
运动次数	每回合15下，共做2回合。

1 仰卧在地板上，双脚弯曲，将手中的保特瓶抓紧，与肩膀呈一直线。

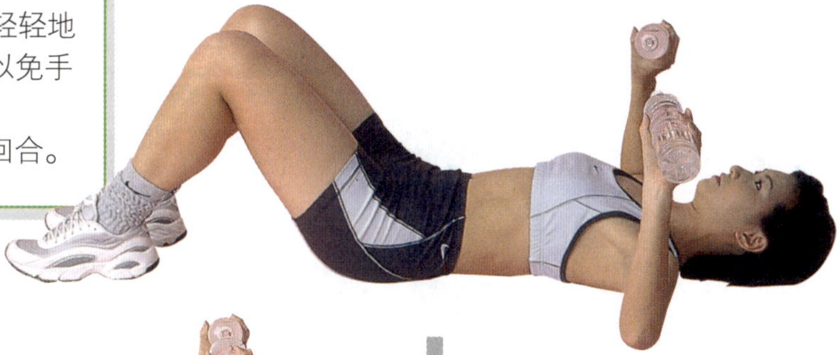

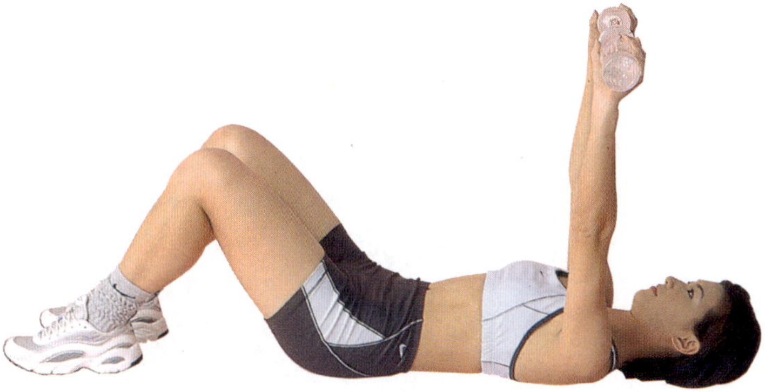

2 从肩膀两侧向上直线推举，上推时请配合吐气。

局部瘦身的按摩法

按摩也是一种简易、方便又有效的局部瘦身法，不论在家里、办公室或者搭公交车时，都可以边按摩边瘦身。

虽然按摩的效果不如抽脂或针灸来得明显，需要的时间也较长，不过，属于非侵入性的治疗，比起抽脂或针灸，还是令人安心。而且通过按摩，可以调理人体的代谢机能，促进循环，让身体恢复健康的状态。待瘦身成功后，按摩也是日常保健预防发胖的好方法。

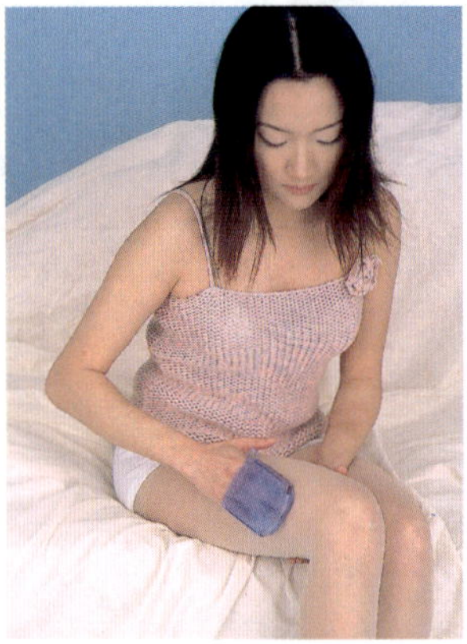

常用的按摩7大手法

1.按法

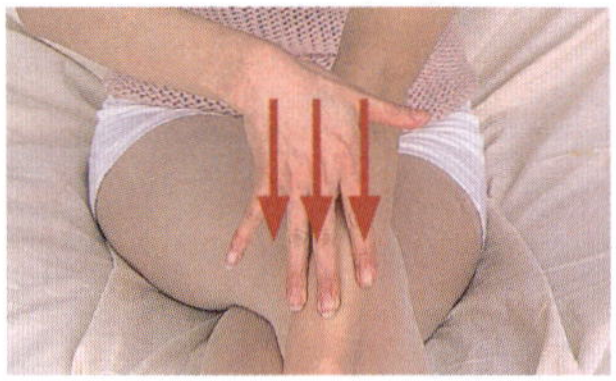

以手掌或手指指腹直接在皮肤上按压，施力时要注意，最好由轻而重，刺激皮下组织，按法时间0.5~1分钟。

2.摩法

以手掌或手指在皮肤上摩擦，用力均匀有节奏，以轻柔的手法动作，可先以顺时针的方向按摩1~3分钟，再以逆时针方向按摩1~3分钟，通常进行5~15分钟后，皮肤会感觉微微发热。

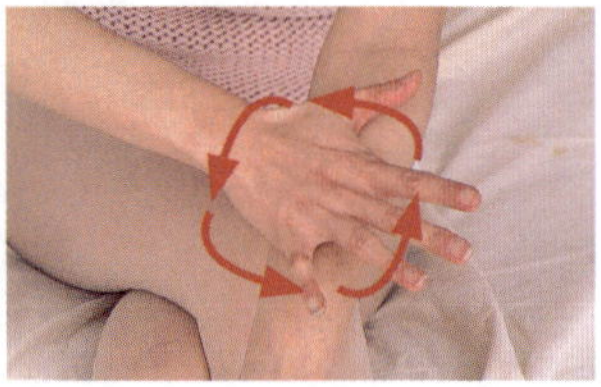

3.推法

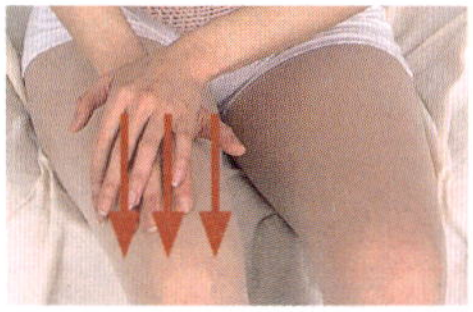

用手掌平推，向固定的方向推进，施力时不可过重，力量均匀平推即可。

4.拿法

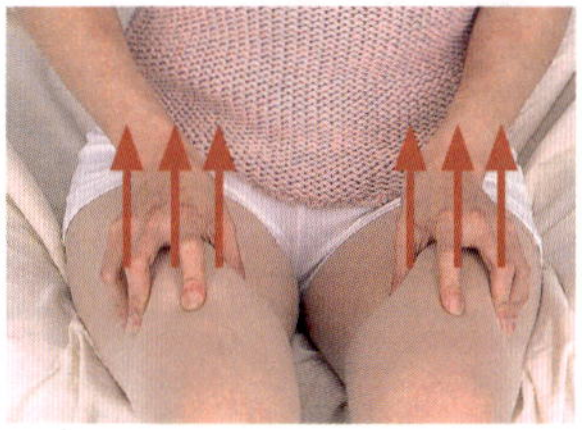

通过手指或手掌像抓东西般的加以扭动，可分成三指、四指或五指的方式。作用于皮肤时，用力捏紧局部，手腕放松、动作要慢，时间尽量要短，建议可反复捏拿10~15次。

5.拍法

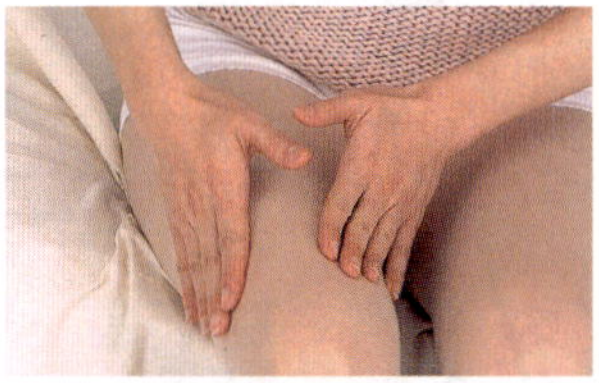

以手掌或指头拍打刺激皮肤。方法是五指并拢，手指微曲，掌心呈空虚状拍打。拍打时有弹性，动作协调，每分钟可拍打10~30次。

6.揉法

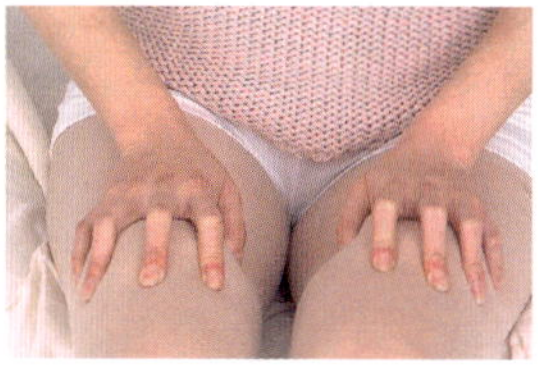

按摩时手指或手掌不离开肌肤，带动皮下组织，施力比摩法更重，也是以顺时针方向施力1~3分钟，再以逆时针方向进行1~3分钟，共5~15分钟。

7.拧法

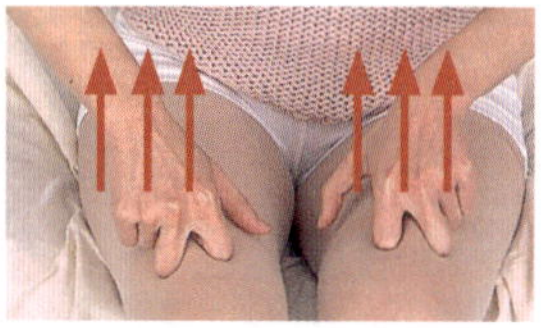

与拿法操作类似，以食指、中指间双向的力量来刺激穴道。

瘦身按摩时机

瘦身按摩，医师建议每天早晚至少两次，每次至少要按15~30分钟。如果时间许可，避开不适合按摩的时间，按摩的时间增长、频率增多，瘦身效果也会愈好。

但有些时候，你不该按摩：

1.剧烈运动过后。

2.精神极度紧张或极度疲倦时。

3.饭前、饭后不能用太重的按摩手法。

4.避开大动脉处，例如鼠蹊部、腋下。

脸部按摩DIY

一般而言，脸部肌肉较浅较薄，皮下血管丰富，用按摩就能达到紧实脸部的效果。如果觉得肩背部的赘肉多、肌肉厚，曲线不够明显时，可以用推按的方式来改善。而胸部为身体重要脏器所在，例如心脏、肺脏等，不适合用针灸的方式，按摩是较适当的方式。

按摩时，可以使用下列辅助道具，促进血液循环及皮肤紧实：

- 市售按摩器；
- 婴儿油、身体乳液或瘦身霜。

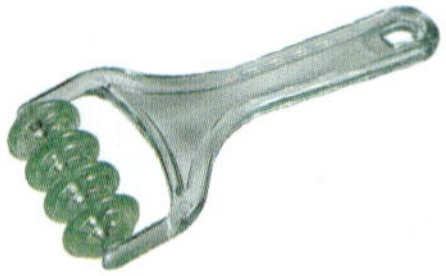

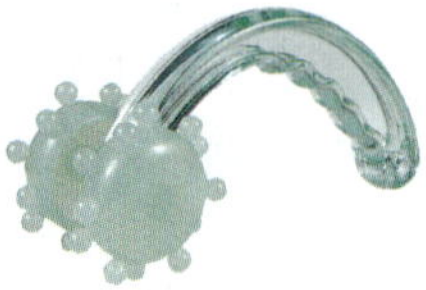

方法一 改善双下巴

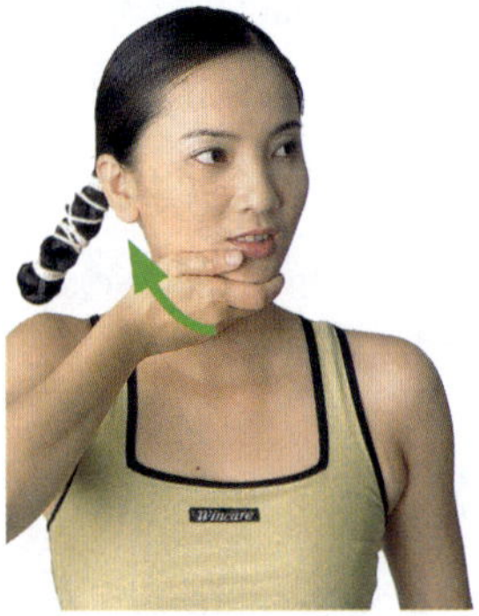

1

右手手掌托住下巴，手指轻轻贴着皮肤。

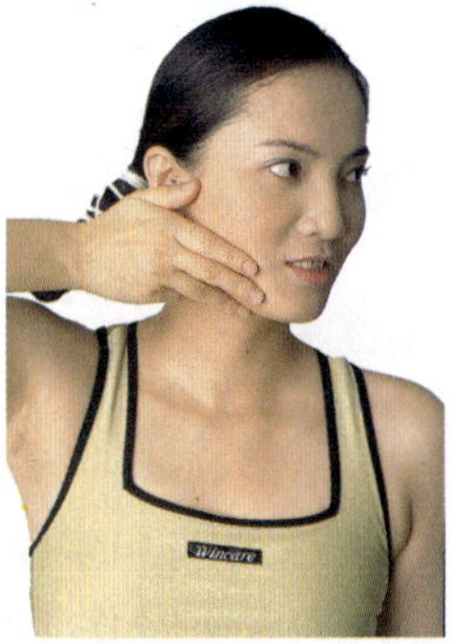

2

手指从下巴中央位置，轻轻顺推至耳垂，换手后，左手重复一样的动作，左右交叉共做10~20次。

方法二 修饰脸部线条

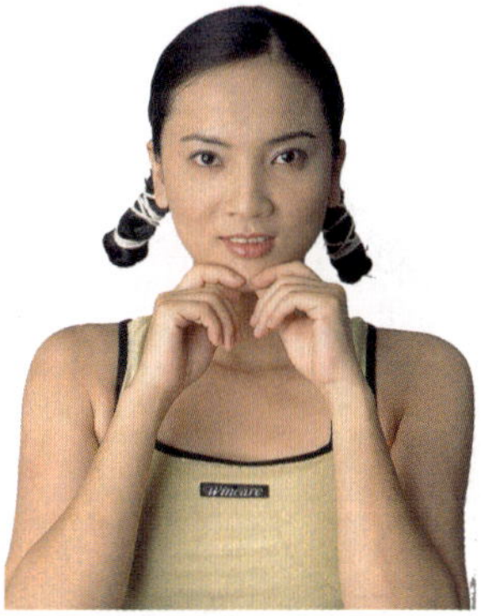

1

双手放在下巴中央，做捏脸的预备动作。

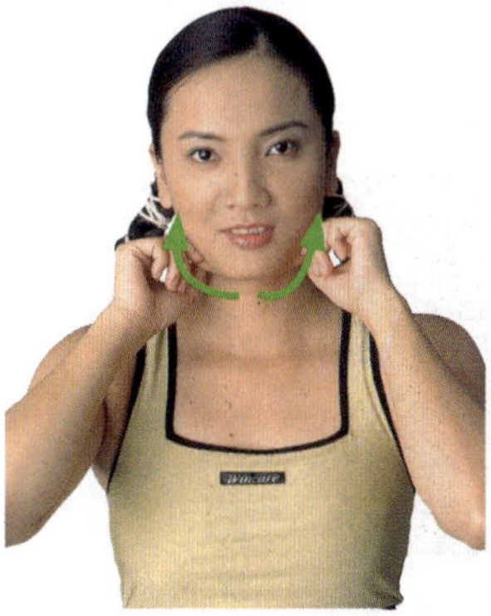

2

沿着下颌骨，由下往上轻捏脸部，捏至耳垂下方，重复动作5~10次。

方法三 按摩腮帮子

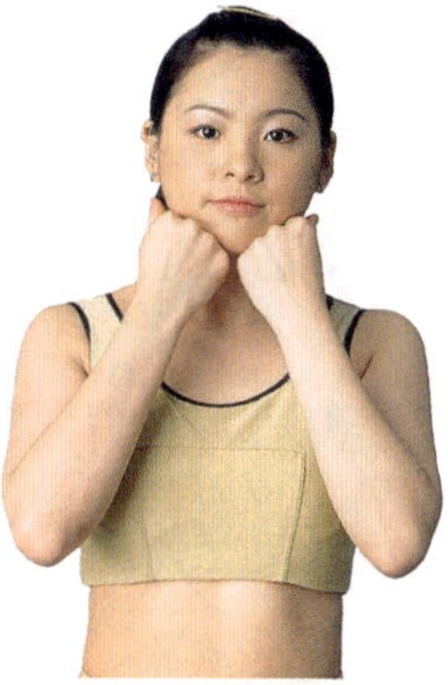

1

双手握拳放在下巴下方位置。

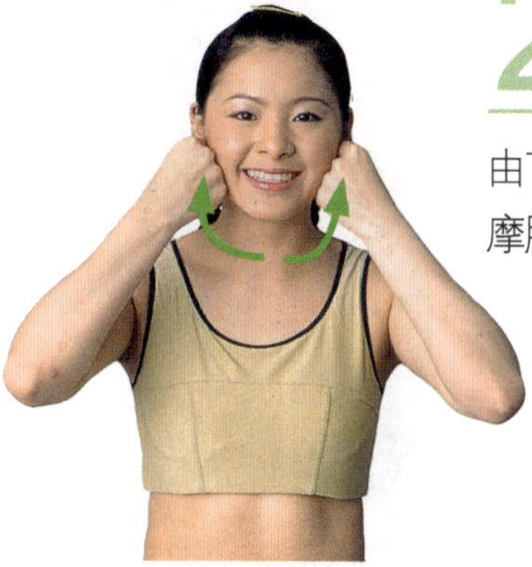

2

由下往上，轻轻按摩脸颊，重复动作5~10次。

肩颈按摩DIY

方法一 消除颈部赘肉

1 脸向上抬45度，双手一上一下放在喉咙下方位置。

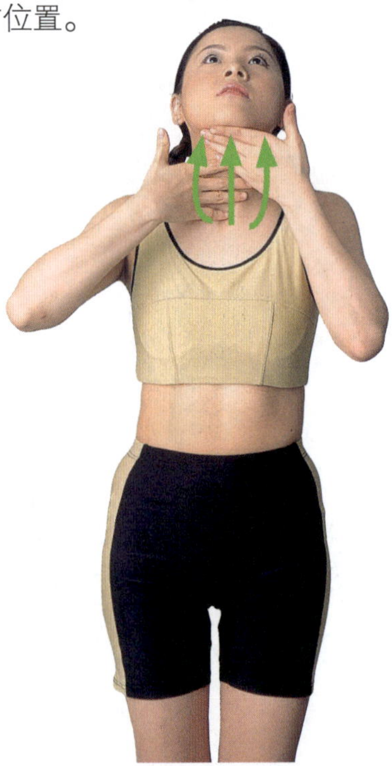

2 双手以四指指腹，轻推至下巴位置，重复动作10～20次。

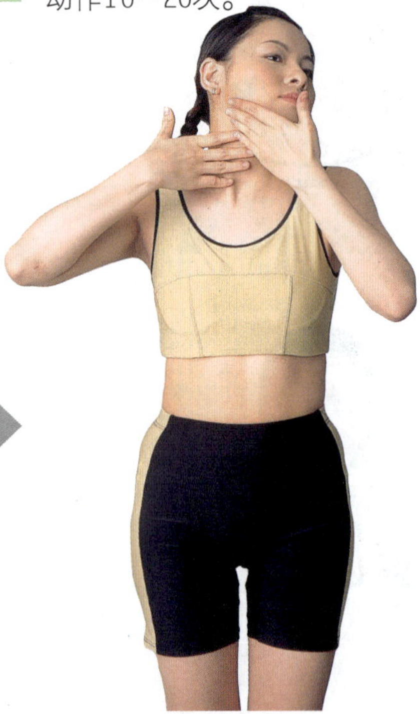

手臂按摩DIY

方法一 消除手臂内侧赘肉

1 手臂向上弯曲，另一手手掌握住上臂下方。

2 以指腹轻捏手臂下方，从关节处到腋下位置，重复动作10~20次，再换手。

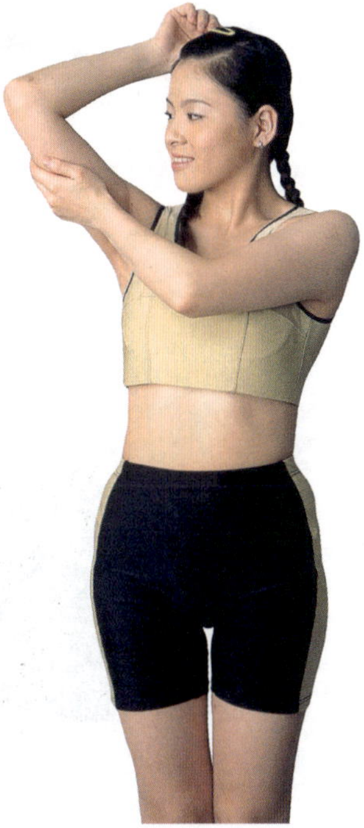

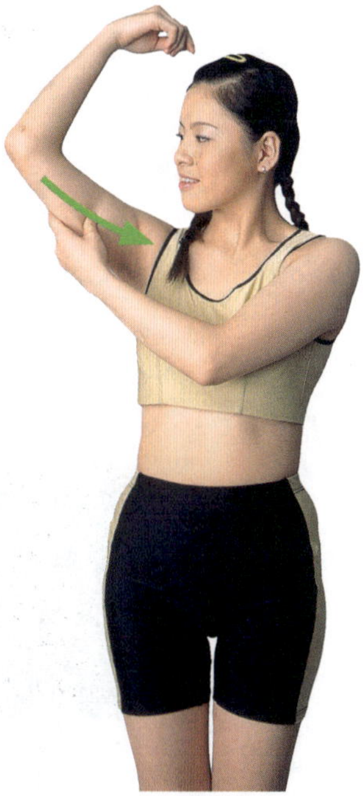

方法二 消除手臂内侧赘肉

1 手臂向上弯曲，另一手手掌握住手臂关节。

2 手掌稍微用力顺着关节向下按摩至腋下，重复动作10～20次，再换手。

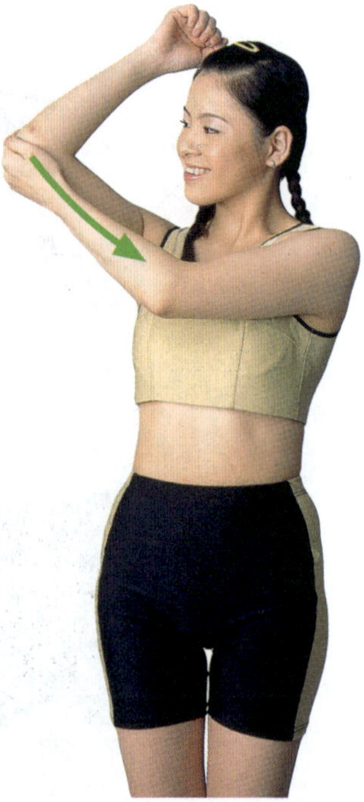

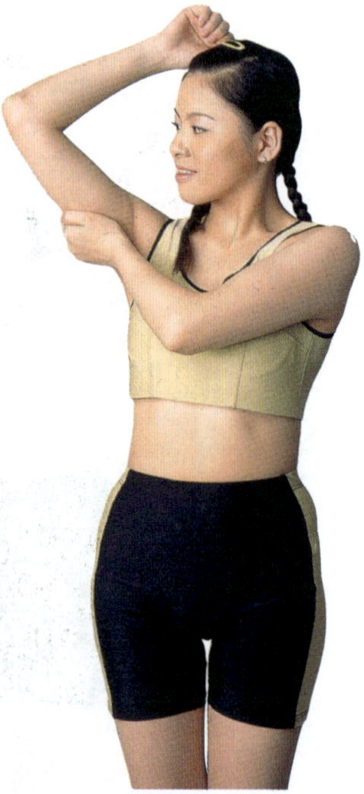

方法三 消除手臂外侧赘肉

1

手臂稍微弯曲，另一手以指腹来回轻捏整个上臂，重复动作10～20次。

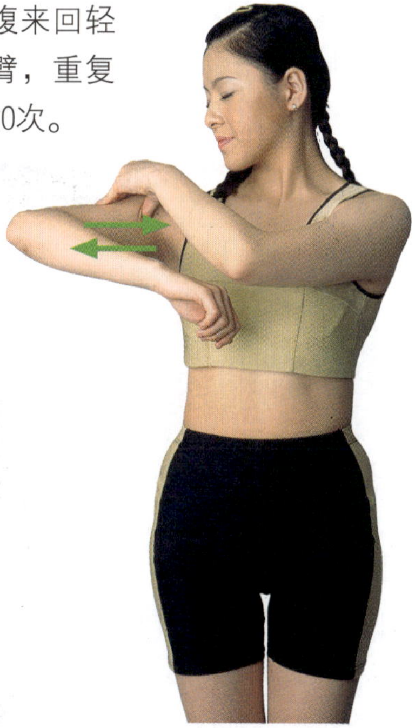

方法四 消除手臂外侧赘肉

1

手臂稍微弯曲，另一手手掌握住上臂。

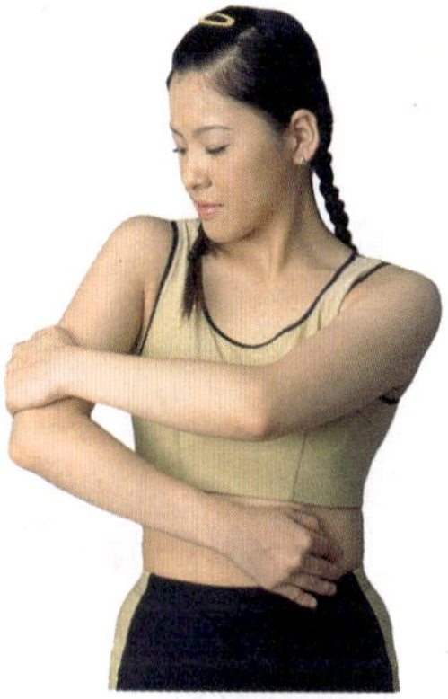

2

从关节处向上，手掌顺势向上按摩，重复动作10～20次。

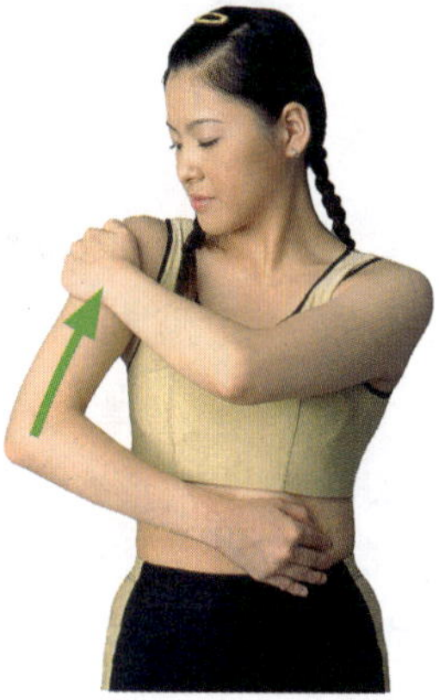

胸部按摩DIY

方法一 消除外侧副乳

1

双手置于左乳下围外侧。

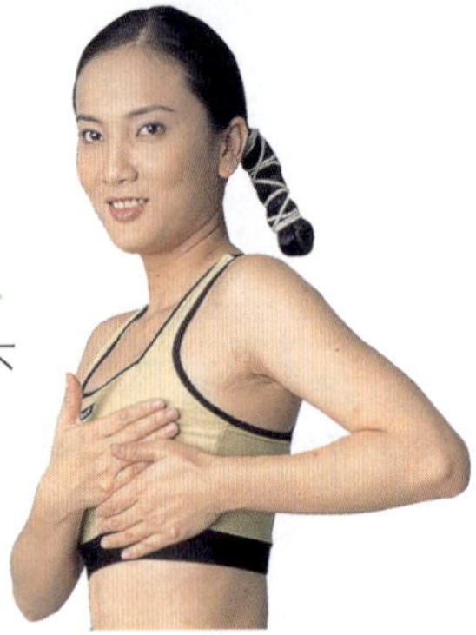

2

双手手掌轮流向上托高乳房，重复动作10～15次，再按摩另一边的乳房。

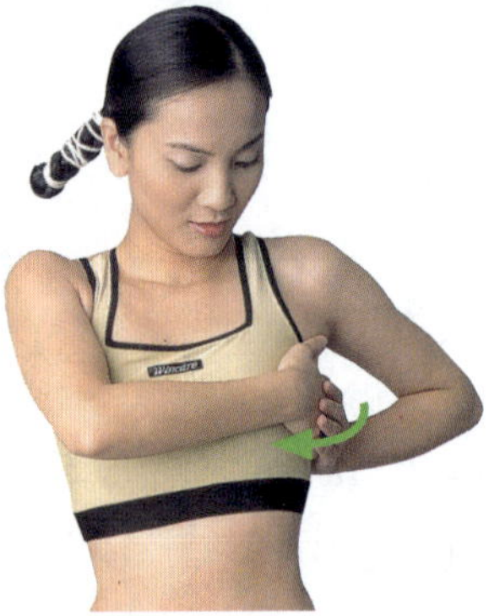

方法二 丰胸塑型

1

右手掌轻托左乳下围外侧，左手置于左乳上方。

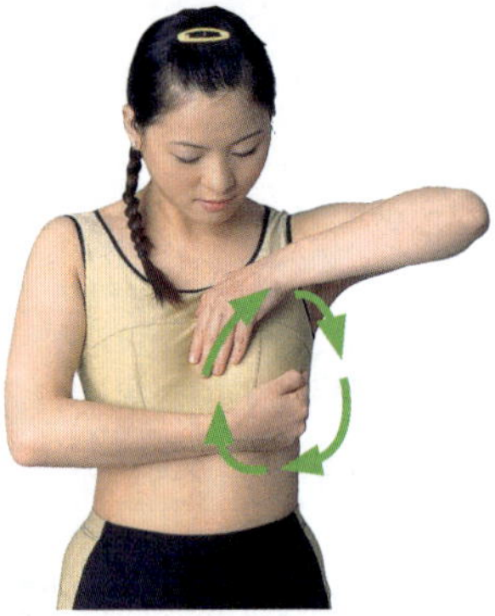

2

右手顺着乳房下方往上，左手则顺势推至乳房下方，重复画圈的动作10～15次，再按摩另一边的乳房10～15次。

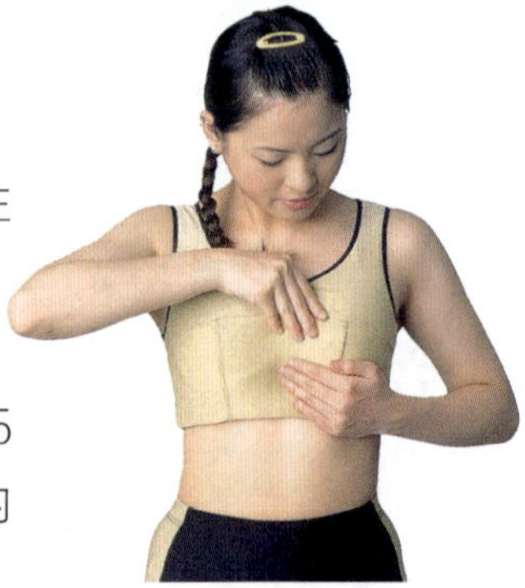

方法三 集中托高

1

双手一上一下置于左乳下方。

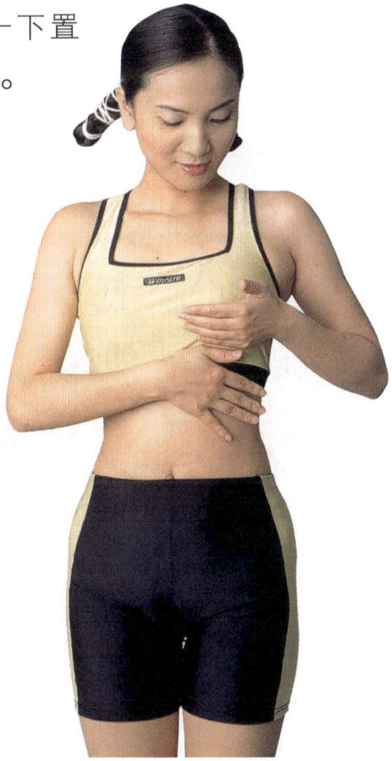

2

双手手掌轮流向上托高乳房，重复动作10～15次，再换边按摩。

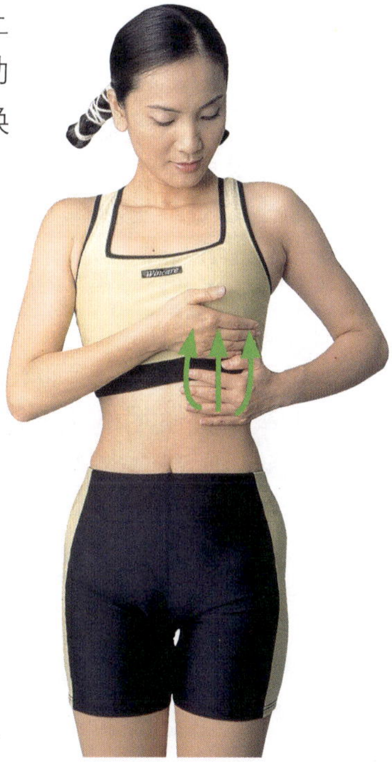

瘦身饮食完全打击

提到瘦身，饮食绝对是关键。不过，用激烈的节食法、甚至近乎绝食不吃的方法，让自己饿得头昏眼花、全身无力，绝对是减肥的下下之策，减肥效果也不能持久。

其实，少吃不一定会瘦、多吃也不见得会变胖，只有吃对了食物才能燃烧脂肪、漂亮瘦身。

想要让上半身的脂肪消失，有效瘦身，“控制饮食”是打击脂肪、减肥制胜的第一步。

因为，控制饮食后摄取的热量变少了，身体需要使用的能量相对不足，这时，平时“囤积备用”的脂肪就派上用场了，这些脂肪细胞会释放能量，提供全身使用，脂肪减少了，人相对的也能变苗条！

减肥的你应该吃

1.营养成分高的食物

例如新鲜蔬菜、水果、牛奶、豆腐、全麦制品等。

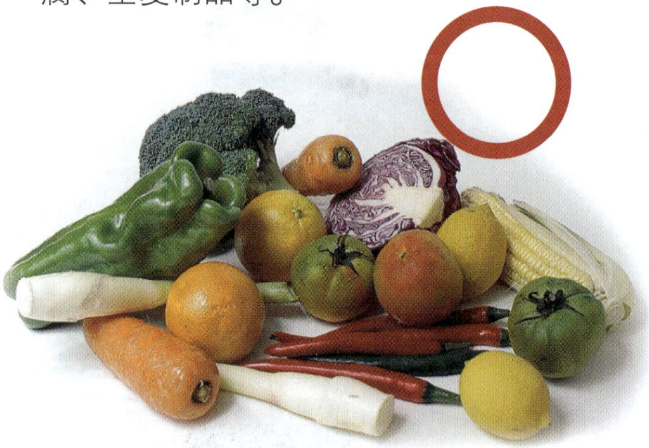

原因

未经加工的自然食品，热量不增加、营养不流失，是减重族群在饮食上的最佳选择。

2.少油少糖的食物

例如鸡肉、鱼肉、海鲜等瘦肉；脱脂牛奶或低脂牛奶；豆腐、豆浆及其他不加糖的饮料。

原因
多余热量的来源几乎都是油脂及糖分，只要能减少摄取量，热量自然也跟着减少。

3.纤维多的食物

例如蔬菜、水果、五谷类等植物性食物；奶类、肉类等动物性食物是不含纤维的。

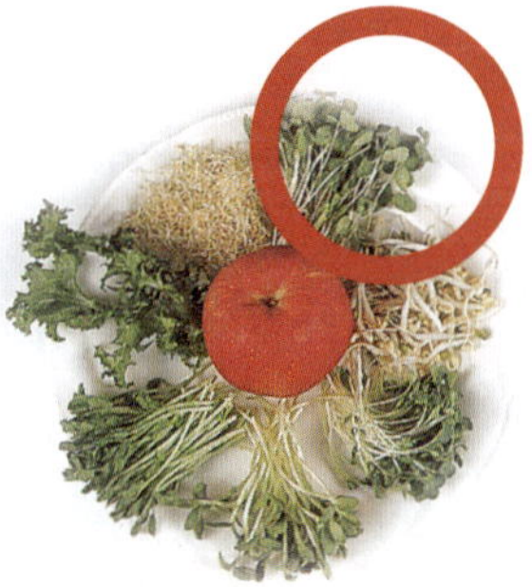

原因
纤维可帮助排便，并且降低肠道吸收热量，同时也较容易饱足。

4.水分多的食物

例如蔬菜、水果等。

原因
“水”没有卡路里，因此含水分多的食物，热量低，也易饱足。

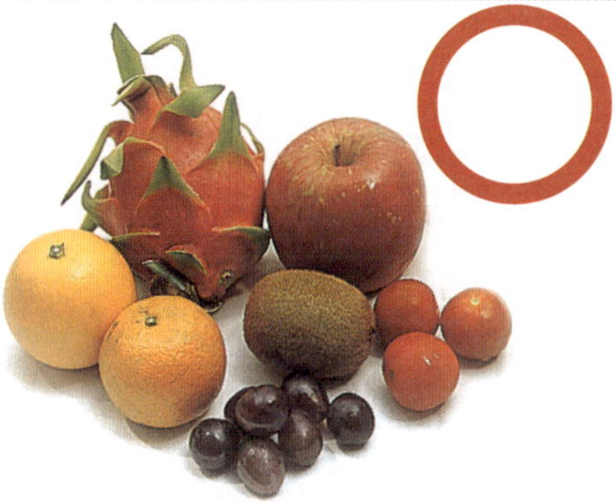

5.易饱足的食物

例如蒟蒻、洋菜、仙草、爱玉、木耳等。

原因
含有果胶或人体不能分解的半胶质纤维，因此饱足感大、热量低。

减肥的你不应该吃

1.口味重的食物

例如勾芡、糖醋、酸辣、高盐等调味多的食物。

原因
这些菜肴可口易下饭，容易令人胃口大开，容易让人愈吃愈多。

2.加工精致的食物

例如蛋糕、甜点、西式面包等。

原因
加工过程中加入大量糖分、奶油，热量大大增加。

3.快餐

例如汉堡、炸鸡、比萨、炸薯条、炸洋葱圈、苹果派等。

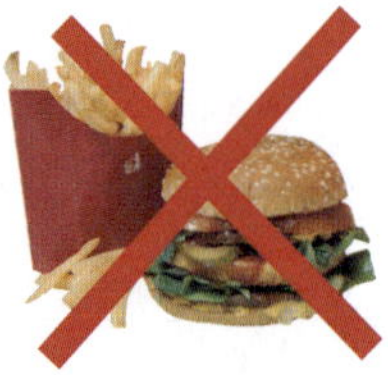

原因
糖分、油分皆多，食物只剩热量，营养成分不高。

4.零食

例如洋芋片、饼干、糖果、蜜饯、花生、瓜子、豆干等。

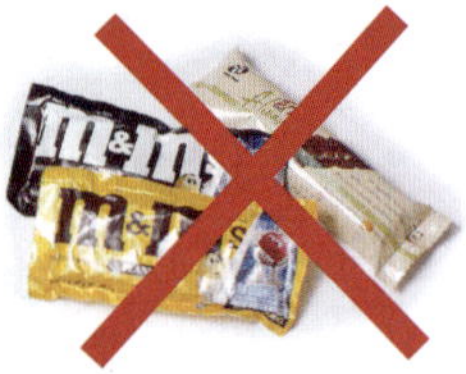

原因
零食常会令人不知不觉地上瘾，吃进了许多隐藏的卡路里而不自知。

5.饮料和酒

例如可乐、汽水、奶茶、花式咖啡、加味水等加糖饮料，梅酒、葡萄酒、啤酒、绍兴酒、高粱酒等酒类。

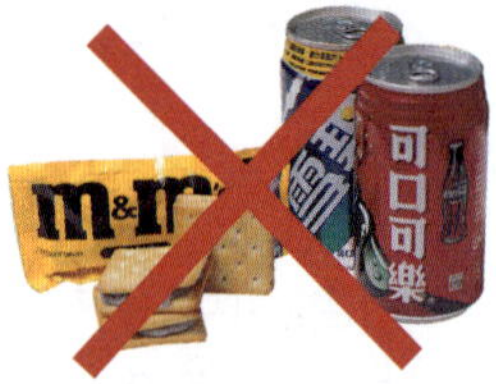

原因
饮料和酒类等于是液体面包，随手一罐，热量咕噜喝下肚啰！

低脂减肥餐烹调3大指南

1.选择适当的烹调方式

- 一般可采用微波、蒸、烤等减少用油量的烹调用具。
- 多用蒸煮、卤、涮、拌等烹调方式。
- 减少高脂材料的份量，例如松果、肥肉等。
- 使用替换的酱汁，可用葱、姜、蒜、芥末、鱼露、低脂酸奶、五味酱等来拌炒，不仅可添加食物的美味，且增加健康。

2.选择适当的处理方式

- 烹煮前先去掉外皮及肥油。
- 将肉类切成细条或片状。
- 减少裹粉用量。

3.选择适当的食材

- 选择脂肪量较少的肉类。
- 慎选低脂产品。
- 避免使用半成品。
- 增加蔬菜用量。
- 选好油，例如植物油优于动物油。

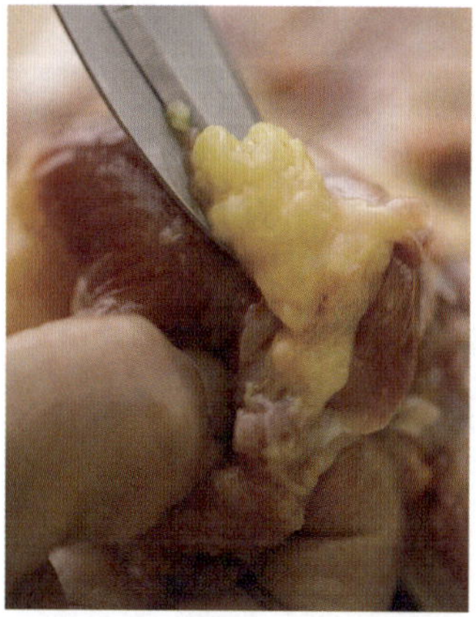

■烹调前去掉肉类多余的油脂，就能少点热量。

1 200卡纤体瘦身餐

想要控制热量，饮食的材料、烹调方式是关键，营养专家建议，亲手自制的减肥餐绝对比外面餐馆的菜肴来得健康清爽，不必担心隐藏的卡路里会让自己发胖，况且亲自下厨还能转移食欲注意力、增加卡路里的消耗呢！

营养师设计了三天份的纤体瘦身餐，一天的总热量约1 200卡，大约是每人每天基础代谢所需消耗的热量。

每道菜都是一人份的份量，想减肥的你不妨试试看。

食谱设计及营养分析：台北市立忠孝医院营养师洪若朴

第1天 早餐

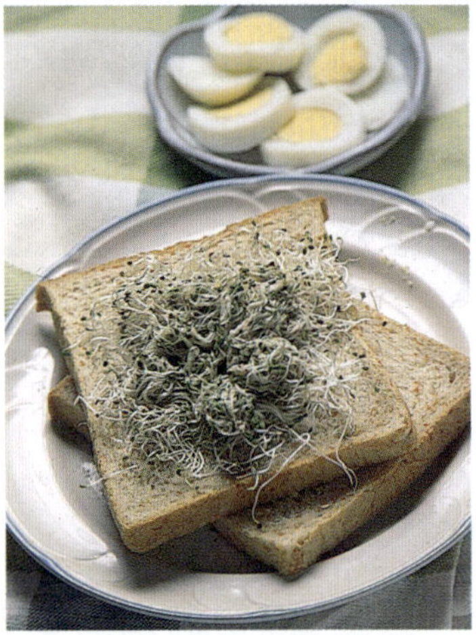

■芽菜吐司

材　料｜市售240毫升低脂酸奶；全麦吐司一片(25克)；有机芽菜100克

做　法｜1.芽菜洗干净后，拌入低脂酸奶中。
2.将酸奶、芽菜放在吐司上，夹起即可食用。

■白煮蛋

材　料｜生鸡蛋1个

做　法｜冷水中放入鸡蛋，煮7分钟即可。

热量	37卡
糖类	47克
蛋白质	21克
脂肪	5克

第1天 午餐

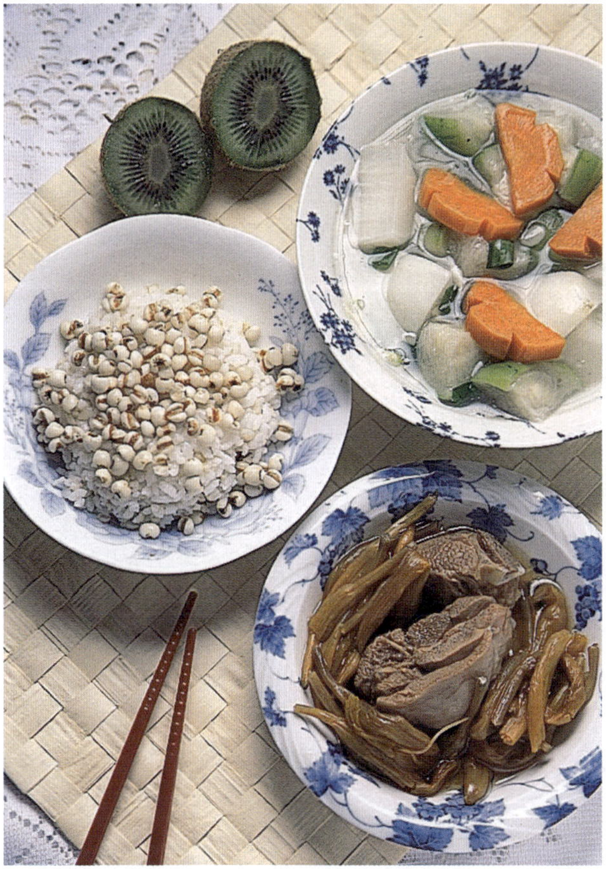

热量	429卡
糖类	52.5克
蛋白质	21克
脂肪	20克

■薏仁饭

材　料｜薏仁约40克

做　法｜薏仁加上同比例的水，再放入电饭锅中煮熟。

■烩三蔬

材　料｜红白萝卜各1/2条；丝瓜半条；素高汤1/2杯；淀粉1汤匙；盐少许

做　法｜1.红白萝卜、丝瓜洗净去皮，放入滚水煮软备用。
2.素高汤煮开，加入做法1材料，勾薄芡，加少许盐调味即可。

■金针鸡

材　料｜带骨鸡肉块去皮35克；金针少许；水一杯

调味料｜米酒、酱油、淀粉、葱、姜各少许

做　法｜将金针、鸡肉洗净，加入调味料拌匀，放入电饭锅内蒸熟即可。

水　果｜奇异果1个

第1天 晚餐

热量	429卡
糖类	52.5克
蛋白质	21克
脂肪	20克

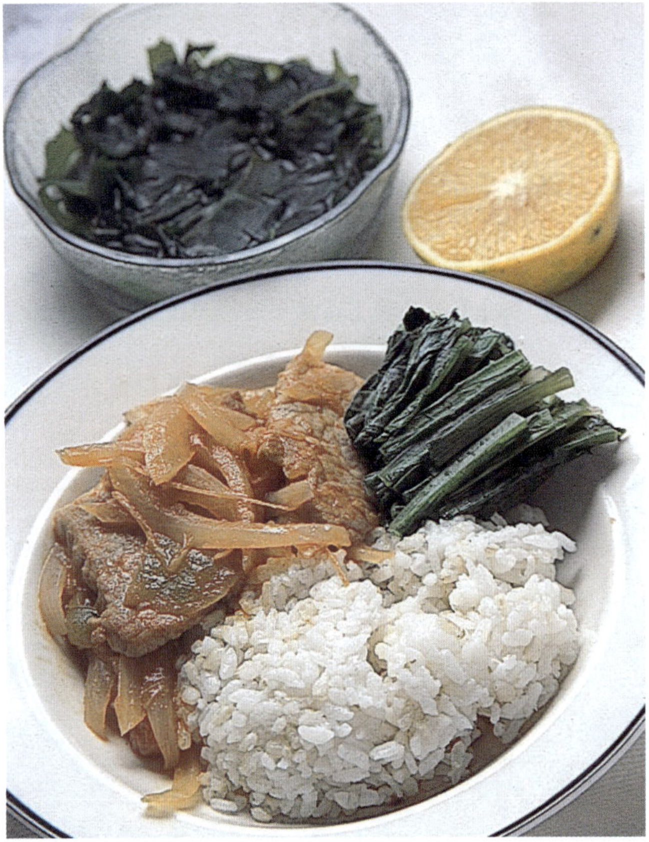

■白米饭

材　料｜白米约40克

做　法｜米洗净后，加上等比例的水放入电饭锅中煮熟。

■烫菠菜

材　料｜菠菜100克；蚝油酱少许

做　法｜菠菜洗净后，用滚水汆烫熟，拌入蚝油酱即可。

■海芽汤

材　料｜海带芽5克；姜末、盐各少许

做　法｜煮一锅滚水，放入海带芽、姜末，加盐调味后煮开即可。

■番茄烩肉

材　料｜全瘦猪肉块65克；盐、胡椒各少许；洋葱1/4块（80克）；蘑菇50克；番茄1个（60克）；蒜末少许

调味料｜酱油、酱油膏、酒、水各少许；冰糖、番茄酱各1/2匙

做　法｜1.将肉切块，用热水汆烫去血水备用。
2.将洋葱、蘑菇、番茄洗净切片备用。
3.将蒜末放入快锅爆香，连同其他材料放入锅内焖煮即可。

水　果｜柳橙1个

第2天 早餐

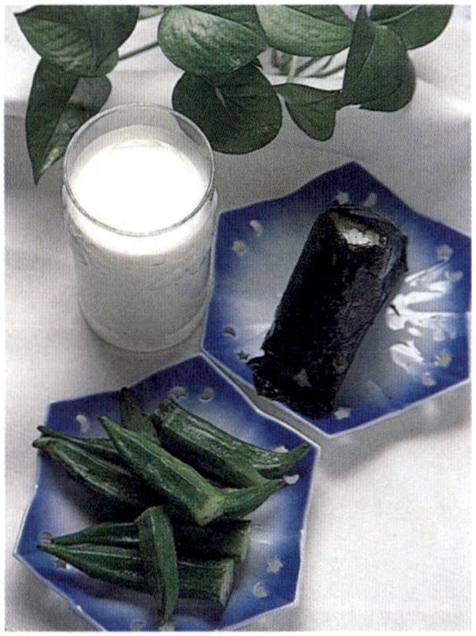

■低脂牛奶

做　法｜买市售240毫升低脂牛奶一瓶。

■鲔鱼饭团

做　法｜至便利商店购买鲔鱼饭团即可。

■烫秋葵

材　料｜秋葵100克；酱油膏少许

做　法｜秋葵洗净后，以热水氽烫至熟，放凉后蘸酱油膏即可食用。

热量	317卡
糖类	47克
蛋白质	21克
脂肪	5克

第2天 午餐

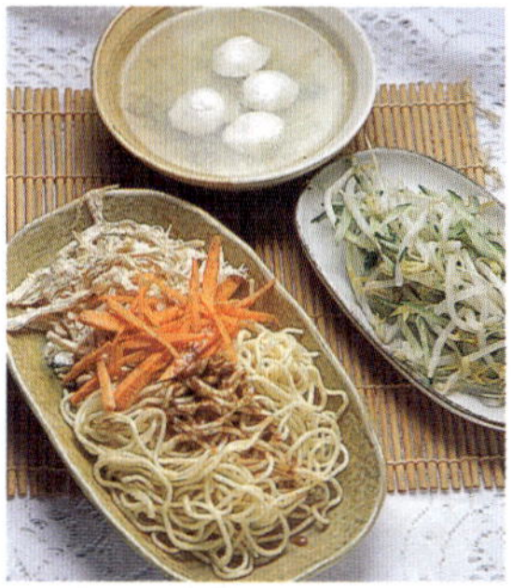

■鸡丝凉面

材　料｜油面90克；小黄瓜50克；胡萝卜10克；绿豆芽40克；去皮鸡胸肉30克

酱　料｜芝麻酱10克(约2小匙)、酱油15克，加入温水10毫升拌匀，再加入蒜末10克搅拌成综合酱料备用。

做　法｜1.将鸡胸肉蒸熟，剥成丝状待用。
2.油面放入冰箱冰凉；小黄瓜、胡萝卜洗净切丝；绿豆芽以滚水氽烫后待用。
3.取出油面后，放上材料加酱料即可。

■鱼丸汤

材　料｜福州鱼丸2粒；芹菜末少许；素高汤1杯；盐少许

做　法｜素高汤煮开，加入鱼丸2粒，放芹菜末，鱼丸煮熟后，加盐调味即可食用。

水　果｜荔枝10粒

热量	460卡	蛋白质	20克
糖类	50克	脂肪	20克

第2天 晚餐

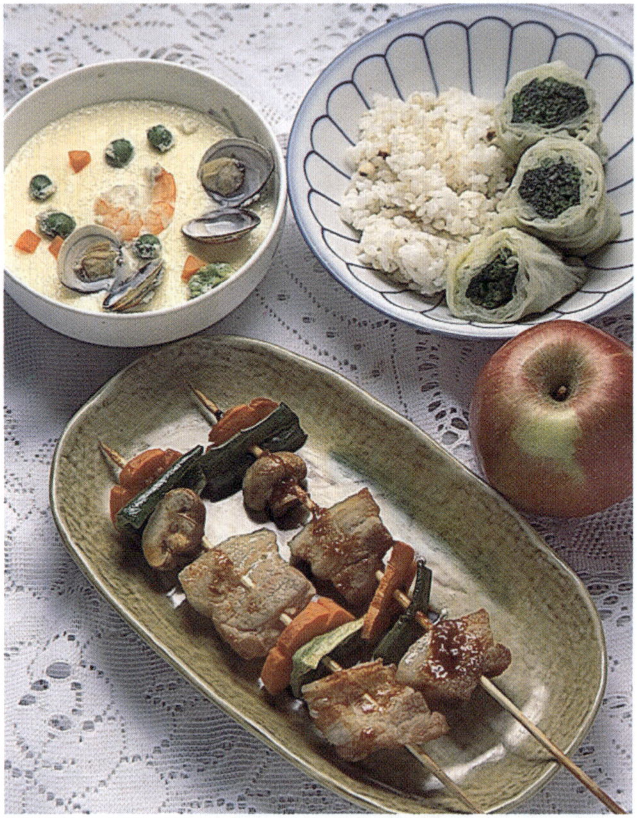

热量	429卡
糖类	52.5克
蛋白质	21克
脂肪	15克

■糙米饭

材　料｜糙米40克

做　法｜糙米洗净后，米和水以1：1.5的比例浸泡30分钟后，入电饭锅内蒸熟。

■沙嗲肉串

材　料｜梅花肉2两；青椒、胡萝卜、洋菇、烤肉酱各少许

做　法｜将材料切片后，以竹签串起，分别涂上烤肉酱，入烤箱烤熟。

■白玉翡翠

材　料｜菠菜50克；圆白菜50克；酱油膏少许

做　法｜1.菠菜、圆白菜不切，洗净后入盐水中烫熟，再用冷水漂凉，挤干水分。
2.圆白菜放平，将菠菜铺于上面，卷成圆筒状，切段、蘸酱即可食用。

■海鲜蒸蛋

材　料｜蛋1个；虾仁1只；蛤蜊1个；青豆仁少许；柴鱼末少许；温水半杯；盐1/4茶匙

做　法｜1.取一容器加入蛋液、盐及温水半杯一起打匀。
2.再放入虾仁、蛤蜊、青豆仁，以大火蒸5分钟后，再改成小火继续蒸5分钟。最后撒上柴鱼末即可。

水　果｜苹果1个

第3天 早餐

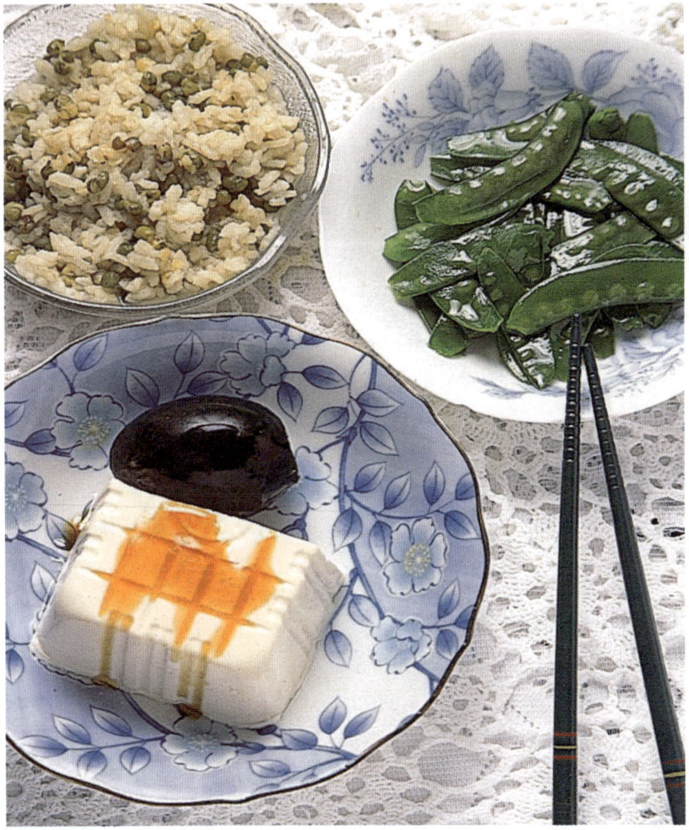

热量	365卡
糖类	35克
蛋白质	20克
脂肪	15克

■绿豆稀饭

材　料｜绿豆10克；米30克

做　法｜绿豆、米洗净后，注入4倍的水，放入电饭锅内煮成粥。

■皮蛋豆腐(或咸蛋豆腐)

材　料｜皮蛋(或咸蛋)1个；嫩豆腐半盒(约150克)

调味料｜葱、姜、蒜、酱油、醋各少许

做　法｜皮蛋、豆腐取出后，淋上调味料即可食用。

■烫四季豆

材　料｜四季豆100克；酱油、蒜末各少许

做　法｜四季豆洗净；水煮滚后加入四季豆烫熟后捞起，再加入少许酱油、蒜末拌匀即可。

第3天 午餐

热量	460卡
糖类	50克
蛋白质	20克
脂肪	20克

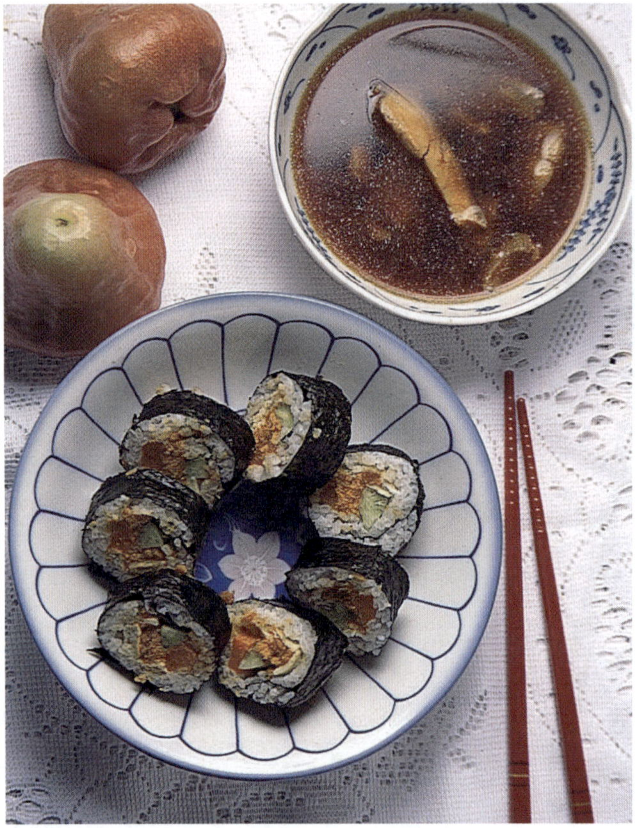

■花寿司

材 料 | 饭半碗；醋2小匙；肉松3大匙；胡萝卜、小黄瓜各少许；蛋皮1/2个；紫菜1张；蒲岛海苔少许；糖少许

做 法 | 1.米饭煮熟后，趁热拌上糖、醋，放凉备用。
2.胡萝卜洗净去皮，切长条入滚水煮熟，小黄瓜洗净切长条，用盐腌片刻备用。
3.蛋打散倒入不粘锅内，以2小匙油煎成薄片后，切成长条，取半个的份量来使用。
4.取竹帘，依序铺上保鲜膜、紫菜、饭、蒲岛海苔，再放入胡萝卜、小黄瓜、肉松、蛋皮，卷成圆筒状，切片即可。

■味噌鱼片汤

材 料 | 味噌1汤匙；鱼片20克；葱花、盐各少许

做 法 | 水煮开后，加入味噌稍煮片刻，放入鱼片，加盐调味，撒下葱花即可。

水 果 | 莲雾2个

第3天
晚　餐

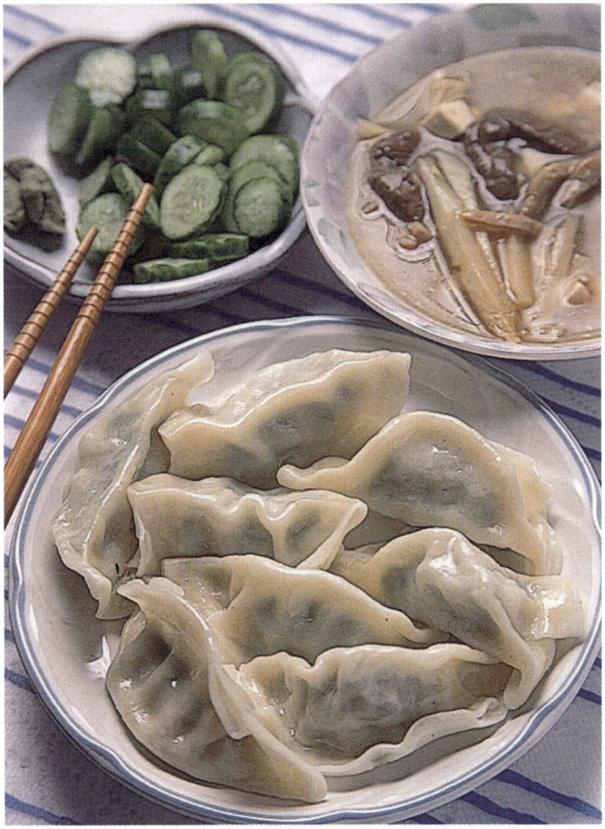

热量	488卡
糖类	52.5克
蛋白质	22克
脂肪	20克

■韭菜水饺

材　料｜饺子皮8张；韭菜150克；猪绞肉1.5两；香油、盐、胡椒、葱、姜各少许

做　法｜1.韭菜洗净切细末，将所有材料混和拌匀成肉馅。
2.以饺子皮包馅后，入滚水煮熟后即可。

■酸辣汤

材　料｜豆腐、肉丝、笋丝、鸭血各10克；淀粉1大匙；葱末、盐各少许；素高汤1/2杯

做　法｜高汤煮开后，放入肉丝、笋丝、豆腐、鸭血，加入葱末及盐调味，再勾薄芡即可。

■芥末黄瓜

材　料｜小黄瓜1条；盐、芥末各少许

做　法｜小黄瓜洗净后，切片用盐腌，放入冰箱备用，要吃时再取出蘸芥末酱即可。

水　果｜西瓜1片

上半身不发胖保健法

好不容易辛苦瘦下来了，当然希望永远维持纤瘦苗条的体态，不过，研究指出，许多人在减肥成功后2年又全胖回去了，复胖率高达75％。

减肥是一辈子的事，尤其对易胖体质和家族性肥胖的人来说，更必须时时注意，以免瘦身成果前功尽弃。

根据医师及专家的建议，以下是有效维持体重的好方法：

- 正确饮食；
- 多运动；
- 化解压力；
- 避免应酬；
- 记录体重变化。

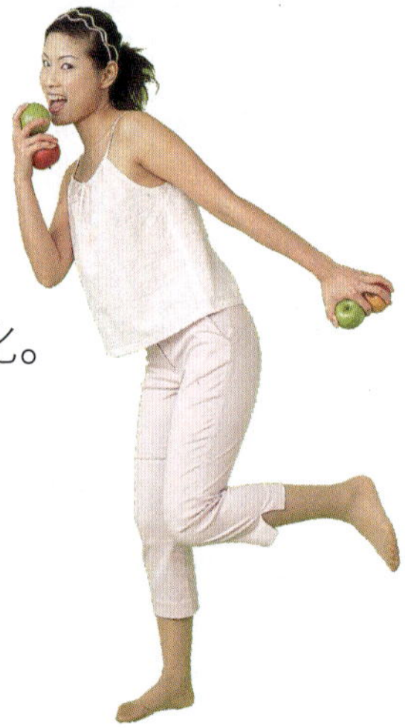

保持窈窕身段5大对策

1.正确饮食

“少油、少糖”为优先原则，尽量只吃对身体有益的食物，愈自然、愈清淡、少加工的食品才能保存营养素，因为加工过程愈繁复的食品，营养价值愈低，热量也愈高。

2.多运动

养成固定的运动习惯不仅能瘦身，还能抗老化、消除压力、增进活力。想要对抗人体逐年减缓的新陈代谢率，只有“运动”才能有效提升新陈代谢，燃烧脂肪细胞，不让赘肉有囤积的机会。

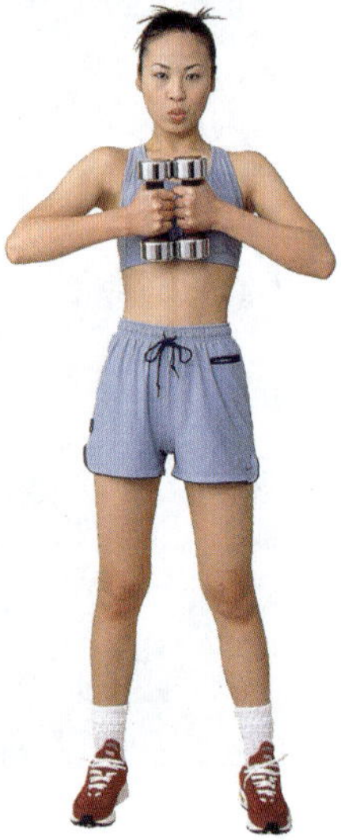

3.化解压力

许多生活、工作、课业、感情不同层面的压力，常会导致现代人饮食失调而形成肥胖或营养不良，适当地化解压力才是上策。

心情烦躁不安时，不妨去运动吧！或者逛街、看电影转移注意力，别以“吃”来发泄，免得变胖的体重又成为另一项压力的来源。

4.避免应酬

大啖美食的应酬聚会是现代人的致肥陷阱，当然，能推则推是最好，不能拒绝的，在赴约前先吃点轻食填填肚子，例如一个苹果、一根香蕉或一瓶酸奶都不错，席间尽量挑选热量低的食物，至于酒，为了避免热量，建议尽量不喝！

5.记录体重变化

能够天天量体重是最好的方法，否则至少一星期量一次，并且准备一本随身手册，仔细记录自己体重的变化，数据化的记录更有加倍提醒的作用，帮助你了解自己的身体状况，也能珍惜得来不易的瘦身成果。

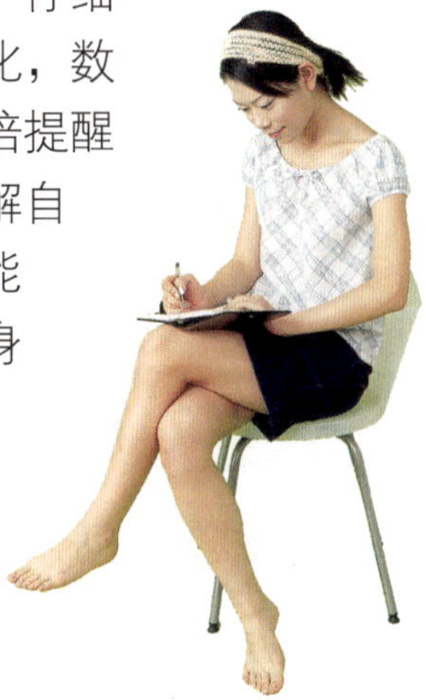

随时注意体重变化

研究显示，不论用哪一种方式来减肥，在减肥计划开始后3～6个月内，平均可减掉10%的体重，然后体重减少的速度和幅度则渐缓，最终停止。

令人沮丧的是，许多人通常在几年后，不知不觉地又“胖”回来了。因此，专家建议，必须随时注意自己的体重变化，才能维持体重。

上半身纤瘦穿着加分法

除非你不在乎，否则不论多胖的人还是得穿衣服，服装设计师建议，只要注意下列衣着选择重点，都能穿出自信与美丽。

- 强调身材的优点、避免凸显身体的赘肉。
- 挑选合适的尺寸，千万不要故意穿小一号的服装，否则容易看起来更胖。

上半身肥胖衣着修饰法

1.肩颈

身材特征

颈部短而粗，若赘肉过多，则会显得颈部更短。

衣着修饰重点

选择能拉长颈部线条的款式，例如衣领开口较低的上衣，同时要避免遮住颈部的配件，例如领巾、蝴蝶结等。

○ 你适合的款式

可调整开口的衬衫领或V领衫。在视觉上有拉长颈部的效果。

× 你不适合的款式

高领衫。套头的高领衫会让脖子看起来更短。

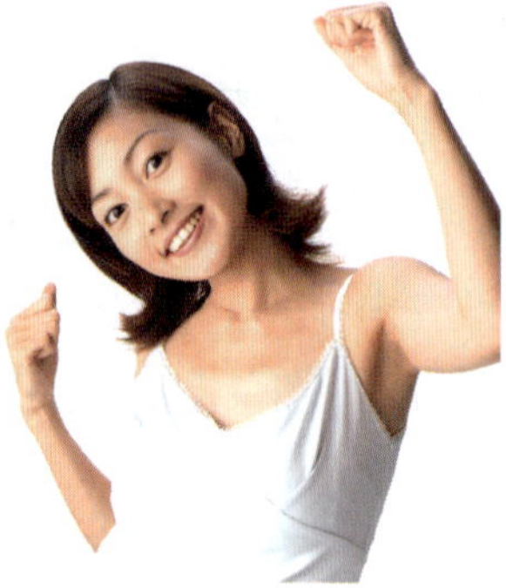

■领的设计，可让你颈部看起来纤瘦。

2.手臂

身材特征

手臂粗壮，上臂赘肉多而松垮。

衣着修饰重点

尽量避免露出粗壮的上臂，或者借由上衣袖子的设计来遮掩赘肉。

○ 你适合的款式

合身却不紧身的上衣，袖管较宽松一点或者剪裁为直形设计。

袖长最好别短于上臂的1/2。能修饰较粗的手臂。

× 你不适合的款式

紧身布料的上衣、无袖或短袖的衣着。

此类型的设计容易凸显上臂的赘肉。

3.背部

身材特征

背部肥厚，赘肉囤积情形严重。

衣着修饰重点

尽量避免太过贴身的衣着，以免露出背部赘肉。

○ 你适合的款式

较宽松的款式，例如衬衫、娃娃装等。

能修饰背部线条。

× 你不适合的款式

露背装或紧身的上衣。太过紧身的款式或布料会让背部赘肉更明显。

4.胸部

身材特征

胸部丰满，看起来上半身较丰润。

衣着修饰重点

避免将视觉焦点集中在胸前，而产生头重脚轻、与下半身不协调的感觉。

○ 你适合的款式

简单的设计，宽度合适的上衣即可，直线开襟或领口较大的衣着，稍低一点的圆领也很性感。这类设计可以让胸部不会显得笨重以致令人觉得上半身肥胖。

× 你不适合的款式

太短不及腰线的上衣、V字领或荷叶领等过大的翻领。视线集中在胸部容易显得肥胖。

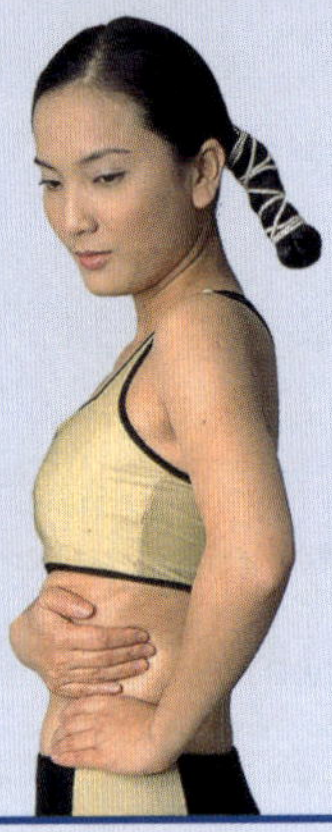

PART2

再瘦一点！摆脱 **水桶腰、大腹婆** 的可怕恶梦

迷思篇

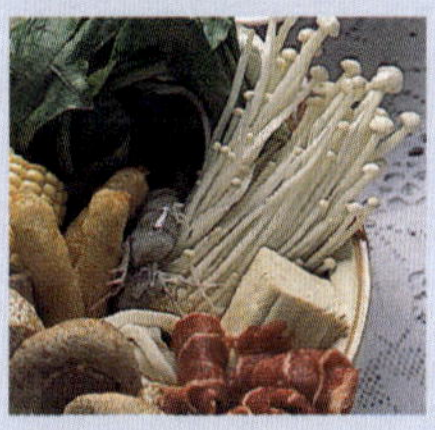

运动篇

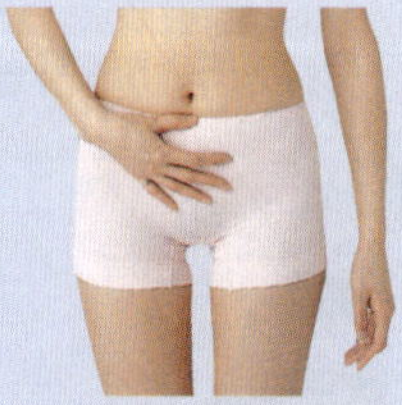

按摩篇

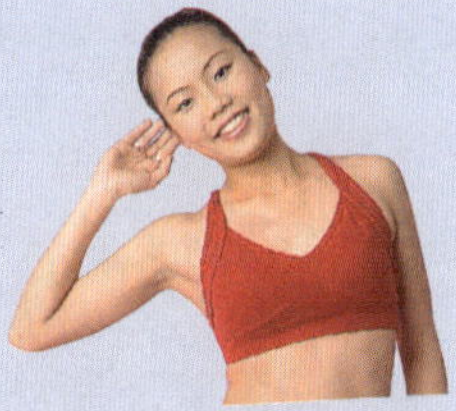

饮食篇

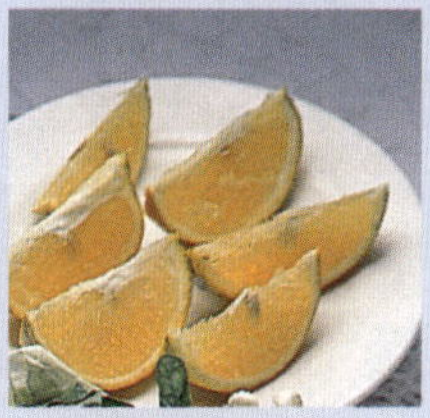

保健篇

谁需要中围减肥？

一般而言，不分男女老少，只要体重超重10％、腰臀比（腰围除以臀围）超过0.8的人，都必须开始减肥。如果你体重标准，但是腰腹的局部赘肉特别明显，肌肉松垮没有弹性，也可以加强锻炼，达到塑身的效果。

由于脂肪的分布特性，腰腹是最易囤积脂肪之处，就连纤瘦苗条的人，抱怨自己小腹突出、腰围赘肉多的情况也时有所闻。

可多利用下列原则，评估自己的中围是否标准，并加以健康减重。

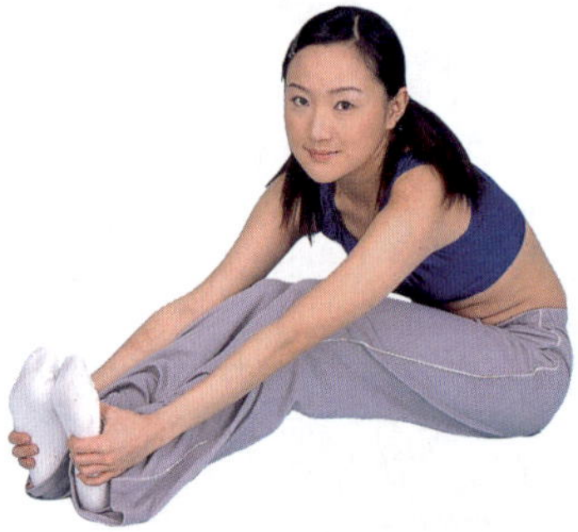

需要中围瘦身的4大族群

1.体重超重10%、腰臀比例≥0.8

全身体重若已经超过标准，腹部容纳的脂肪更是会超乎想象，女性有渐粗的水桶腰，男性则是挺着惊人的啤酒肚，有时连弯腰系鞋带都觉得困难，大腹便便的中围藏都藏不住。

建议瘦身法

先减去多余的体重，肚腹累积的赘肉也会慢慢减少，等不再感觉活动迟缓时，可针对局部特别锻炼。

维持身材的关键

据统计，肥胖者有55%是因遗传造成，而有45%则受到饮食及运动等外在环境的影响。虽然体内的肥胖基因会影响新陈代谢、荷尔蒙及脂肪细胞数量，不过，只有极少数人是因单一原因发胖的，控制饮食和增加运动仍是维持身材的关键。

2.局部赘肉明显突出

体重虽然在标准范围内，不过，总是觉得自己稍嫌肉感，不论是上腹、腰围，或是小腹，稍嫌突出的赘肉实在不太讨人喜欢。

建议瘦身法

可采用针灸、按摩或运动等方式锻炼局部肌肉，持续至少2星期以上，塑身的效果明显可见。

3.身材松弛不结实

体重在标准范围，属于身材苗条纤瘦一族，可惜长期缺乏运动，肌肉松弛无弹性，线条也不够结实，穿上曲线毕露的紧身衣，不小心还会挤出部分赘肉，实在不够美观。

建议瘦身法

增加运动时间，除了固定的有氧运动外，还必须特别加强腰腹的肌力训练，修饰局部的线条。

4.时常腰酸背痛

长期姿势不良造成弯腰驼背、腹部突出，常常感觉腰酸、背痛、精神差，而腹肌缺乏锻炼，使得背脊腰椎更容易酸痛，恶性循环的结果只有更糟。

建议瘦身法

除了设法矫正姿势外，更必须开始训练腹肌，才能支撑背部，改善腰酸背痛的症状。

适当减重能增进“性”福哦！

调查显示，不论男女，适当减重能增进和亲密爱人之间的“性”福哦！

项目	男	女
有助于提高外在魅力	65％	72％
加强自信心	73％	60％
性爱次数增加	57％	43％
有助于性高潮		27％
有助于体能表现	81％	—

哪些人容易中围发胖?

肥胖往往是多重因素造成，很少是源于单一因素，而根据年龄、性别、遗传、脂肪特性、生活习惯等因素，可归纳出以下几种容易中围发胖的族群：

- 更年期妇女；
- 生产后妇女；
- 年过30岁者；
- 应酬多、易暴饮暴食者；
- 缺乏运动；
- 弯腰驼背、姿势不正确；
- 其他生理病变。

中围肥胖的7大危险群

1.更年期妇女

停经后因为女性荷尔蒙的变化，影响脂肪分解酶的作用，造成脂肪在腹部囤积的现象。

2.生产后妇女

怀孕期间，腹部的肌肉因要容纳胎儿的体积而撑大，生产后腹部肌肉松弛，难以再恢复原有的弹性，因此造成这个部位特别容易堆积脂肪。

3.年过30岁者

因年龄增长，代谢率减缓，若不注意饮食及运动状况，多余的热量将以脂肪的形式慢慢地囤积下来，而以腹腔容纳的脂肪最多。

4.应酬多、易暴饮暴食者

应酬饭局多、常暴饮暴食者，不仅易造成体重失调，更可能伴随着肠胃疾病，而餐叙之间常以酒佐菜，黄汤一杯杯下肚，累积的热量十分可观。

5.缺乏运动

长期缺乏运动的结果，会使得肌肉退化，让脂肪细胞侵入囤积，久而久之，腰围愈来愈粗、肚子愈来愈大，苗条的身材已不复见。

6.弯腰驼背、姿势不正确

保持端正的姿势，让骨骼、肌肉的成长有一定的位置，因为长期的姿势不良可能导致骨骼变形，脂肪也会往较少使用的肌肉处囤积，弯腰驼背的结果，将会使腹部突出。

7.其他生理病变

有些生理病变，如肝功能不良会导致腹部积水，而体内脏器下垂，从外观上看起来也会显得小腹突出。

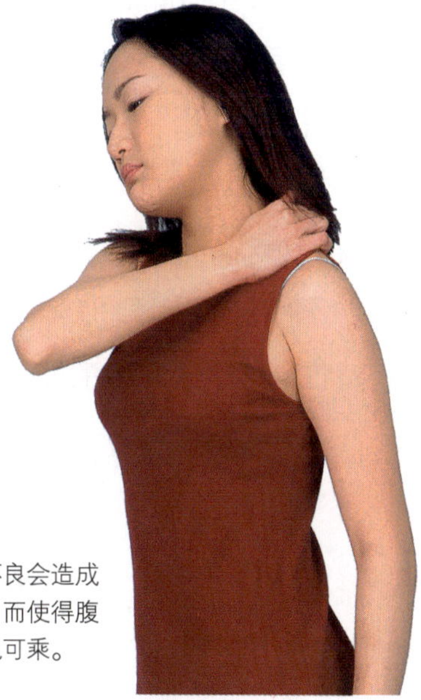

■长期姿势不良会造成骨骼变形，而使得腹部赘肉有机可乘。

为什么中围特别容易胖?

通常开始发胖时，好像都从中围开始囤积脂肪，尤其是腰腹部分增加的尺寸更是惊人，这是由于人体腹腔的构造和脂肪特性，使得消耗不完的热量，就直接转化成脂肪的形态储存起来。

位于胸腔下方的腹腔，在肋骨之下有足够的空间来容纳身体的其他器官，后方则有脊椎支撑。

和身体其他部位比起来，腹腔少了骨骼必要的体积，能容纳脂肪的空间相对增加，而脂肪细胞几乎可以无限储存脂肪的特性，使得中围特别容易发胖。

透视腰腹组织

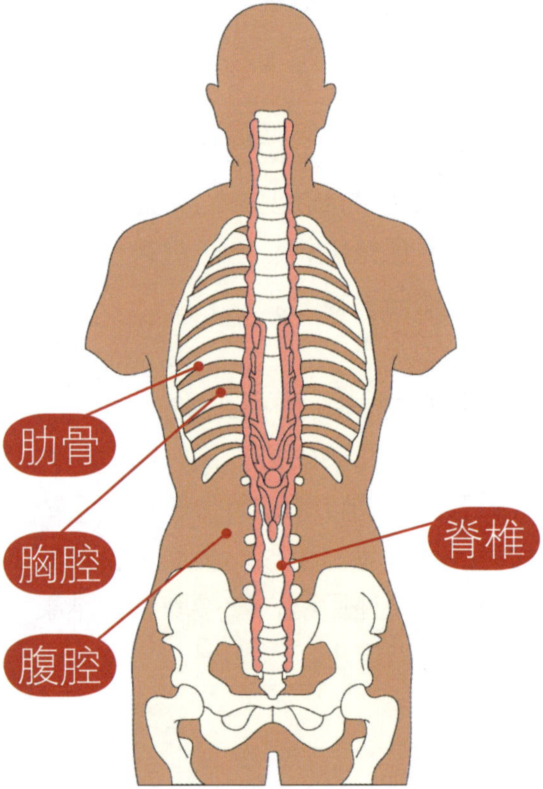

标准身材的中围

维持标准尺寸的中围，腰身曲线明显，上腹没有多余的赘肉，小腹可能会微微凸起，但大致说来还算平坦。

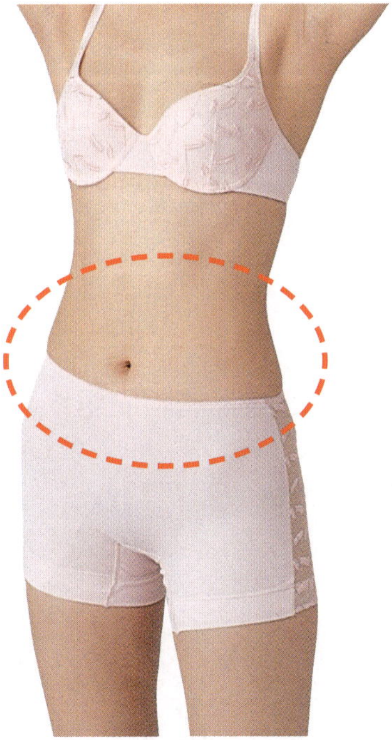

发胖后身材的中围

最大的改变就是侧腰赘肉增加，腰围曲线较不明显，凸出的小腹显而易见，在骨盆上方可轻易捏起赘肉，中围过于肥胖时，连带地使上腹部也会形成赘肉圈。

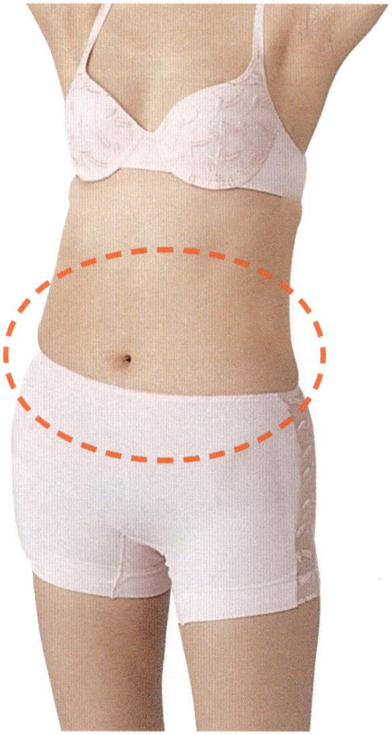

透视中围肥胖因素

中围是全身最容易发胖的位置了，平常只要多吃了些，束紧的裤腰仿佛开始提醒自己节制一点，别太放纵口欲。所以，中围常是发胖的先锋部队，一遇到多余的热量大军，立刻收编储存，这是因为腰腹脂肪细胞的特性，接受储存脂肪的功能较活跃，才会造成许多肥胖者“大腹便便”。

所幸，此处脂肪细胞容易储存脂肪，也容易释出脂肪，最先发胖的部位，也是最容易瘦下来的地方。

上腹肥胖的2大成因

上腹的肥胖原因较为单纯，常见的是热量摄取过多，脂肪渐渐囤积在此，或者是家族体型的遗传，形成恼人的游泳圈。

1.遗传

家族体型影响，从外婆、妈妈、阿姨、表姐、表妹等亲属，可能都有相似的体型。

2.脂肪特性

由腰围蔓延而上的脂肪组织。

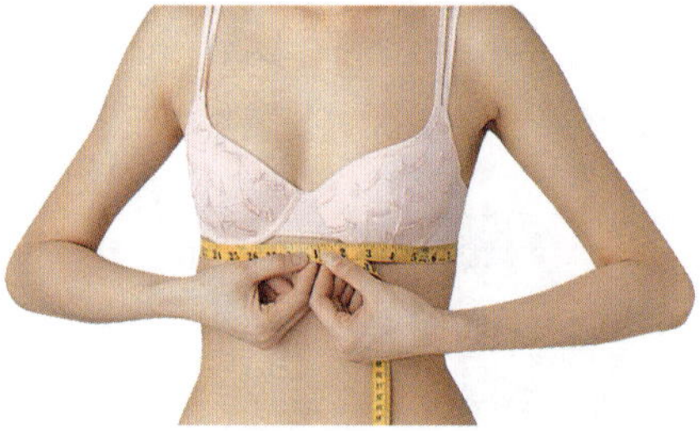

腰围肥胖的4大成因

最直接的因素，还是摄食过多造成脂肪囤积，或者是手术造成的腹部筋膜受损，以致循环不通畅，脂肪肥厚。

1.饮食过量

过多的热量消耗不尽，直接囤积在腰部。

2.缺乏运动

腰部活动量小，缺乏运动的腹肌松软无力，脂肪细胞趁机撑大。

3.怀孕生产、腹部手术后

手术造成腹部筋膜受损，气血淤积、循环不通畅，脂肪无法代谢。

4. 脂肪特性

此处为男性最容易储存体脂肪的部位。

下腹肥胖的4大成因

除了其他疾病影响，造成下腹突出，下腹肥胖的成因大都和腰部类似，不妨参考腰围的肥胖成因。

1.脂肪特性

男女都是容易囤积脂肪的部位。

2.姿势不当

不良的坐姿、站姿，腹肌无法施力，腹部顺势突出。

3.内脏下垂

因其他胃肠疾病引起的肠胃下垂。

4. 肝肾功能不佳

肝肾功能异常，形成腹部水肿。

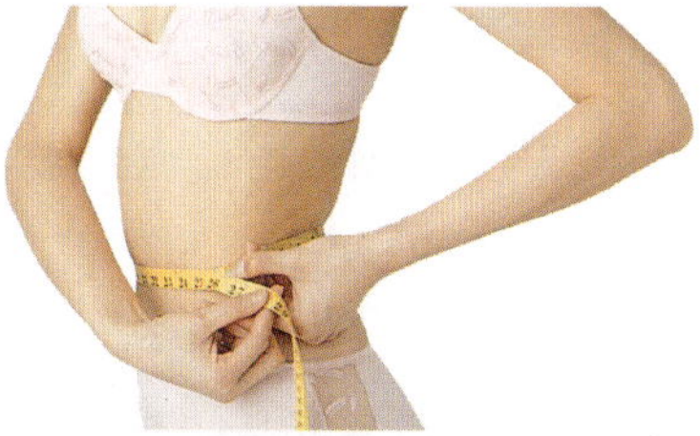

什么是理想中围?

“理想中围”可以从两个角度来讨论，包括个人审美观以及科学客观数据测量。

个人审美观的差异性大，评定身材胖瘦没有一定的标准，只要个人满意就好。还是经由科学数据的测量结果较客观，让人能有一个正确的评定标准，以设立瘦身目标。

如果你体重标准却有中围凸出的烦恼，你可以从以下的建议中，找出自己觉得合适的中围测量法，时时提醒自己少吃一点以维持理想中围。

如果你有点超重、中围太凸出，建议不妨先彻底了解自己的肥胖度究竟如何，再减去多余的脂肪，找出原因，积极减重，中围才能瘦下来。

找出理想中围的3大方法

1.目测法

全身放轻松、抬头挺胸站在镜子前，从正面看自己有明显的腰身曲线，从侧面看，腰线以上的上腹部没有多余的赘肉、小腹平坦没有凸出的情况。

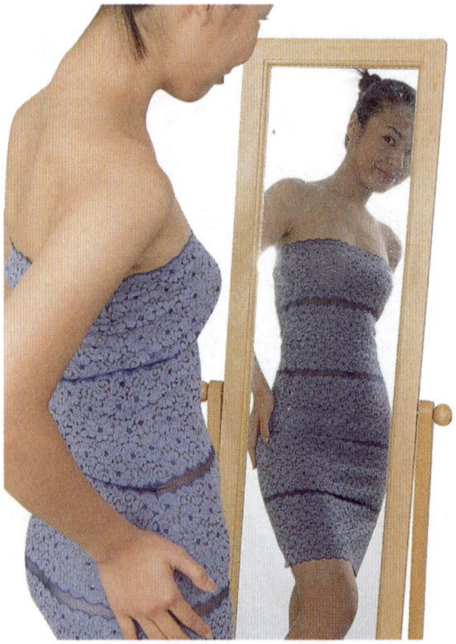

2.计算法

参考身高数值，计算标准腰围，这个方法的计算公式因个人骨骼大小不同，数值也需向上或向下修正。骨架较大的人，理想中围的标准也较宽松。不过，这个计算公式算出的是中围的参考值而非绝对值。

3.比较法

和过去的自己比较，从前的裤子或裙子是否能够轻松穿上？或者趁着你对自己的身材最满意时，买件超合身的衣服，就拿这件曲线毕露的衣裳作为身材的标准SIZE，每星期至少试穿一次，一感觉有点紧，你就会知道，该注意自己的身材了！

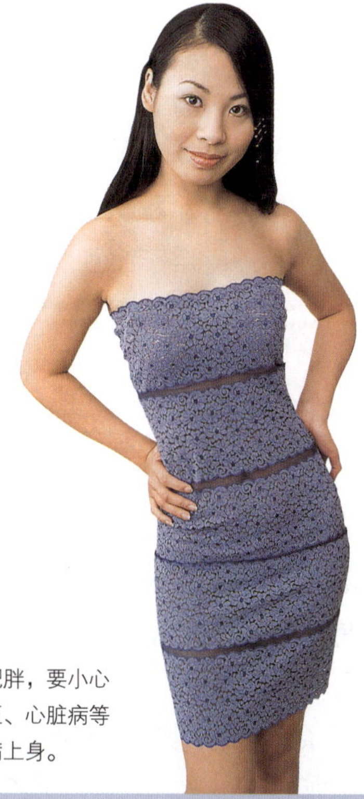

■中围肥胖，要小心高血压、心脏病等慢性病上身。

肥胖囤积，男女有别

一般而言，女性容易在臀部和大腿堆积脂肪，形成下半身肥胖的梨子型身材，男性则是在肩膀、腹部堆积脂肪，形成上半身肥胖的苹果型身材。

纤腰缩腹的瘦身运动

专家们一致同意，“运动”是达成瘦身最安全有效的方式之一，不仅能燃烧脂肪，还能锻炼松弛的局部肌肉，并且提升体内的代谢，积极加速消耗卡路里，又不必担心盲目节食可能耗损肌肉蛋白质，减缓代谢率，反而瘦到不该瘦的地方。

对付中围的脂肪，一定要采用有氧运动和肌力运动并行的方式，先利用有氧运动来消耗热量，让全身均匀分布的脂肪释放能量，腹部是脂肪堆积多的地方，瘦身效果最明显。

在每次有氧运动之后，再局部锻炼腰腹的线条，让平常少动的肌肉能充分伸展，增加锻炼。

中围瘦身建议2大运动

1.有氧运动

只有借着持续的有氧运动，才能真正燃烧脂肪。如果你腰腹的赘肉脂肪多，建议先进行有氧运动，这种方式消耗脂肪最有效。

你可以选择的运动

快走、游泳、慢跑、骑脚踏车、有氧舞蹈等。

运动频率

每周三次、每次至少20～30分钟。专家认为，如果你的体能可以负荷每周五次的运动量，对减肥的效果会更好。

2.肌力运动

能锻炼局部肌肉，修饰曲线，让肌肉变得结实有弹性，有效达到雕塑身材的效果。

你可以选择的运动

伸展运动、瑜珈、健美操等。

运动频率

刚开始可以在有氧运动后进行，由每周三次渐渐增加至每周五次，甚至是每天花几分钟，持续在早晨起床后或晚间入睡前运动，对瘦身更有效。

运动时一定要流汗，才能消耗热量吗？

不一定。运动时会不会流汗，视个人体能、运动种类、运动强度、当时气温环境等状况而定。一般来说，只要人体有活动，便会消耗热量，不一定非流汗不可。

不过，若是为了消除体脂肪，不会流汗的运动恐怕没有太大的瘦身效果，因为运动强度和频率可能还不足以达到燃烧脂肪的标准，需要再加把劲儿，继续锻炼啰！

增加运动的趣味

研究显示，运动时边听节奏感强烈的音乐，平均可以延长25%的运动时间，下次运动时，不妨放节奏感强的音乐，增加运动时的趣味吧！

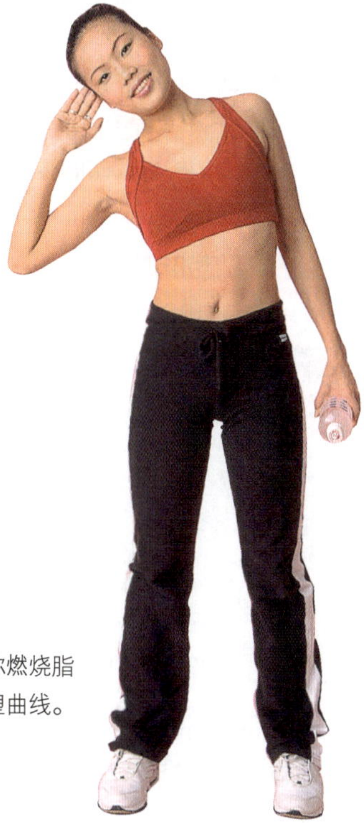

■运动不只帮你燃烧脂肪，更能雕塑曲线。

上腹部塑身运动

上腹部 屈膝仰卧起坐

目的 训练上腹部肌耐力，修饰腹部线条，保护下背部。

运动叮咛
1.双脚必须保持90度弯曲。
2.上半身起来时，眼睛直视天花板，以手肘轻触大腿即可。
3.上半身下沉时，肩膀轻触地板即可再让上半身起来。
4.禁止以双手抱头。

运动次数 每回合15下，共做2回合。

1 仰卧屈膝平躺于地板上。

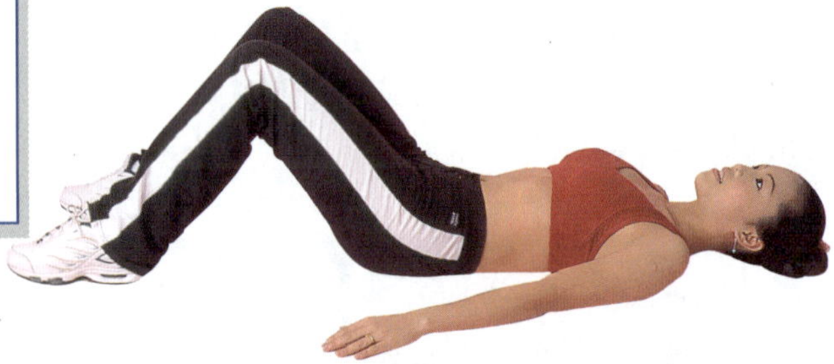

2 双手向前伸直，颈椎保持一直线，腹肌用力使上半身离开地板。

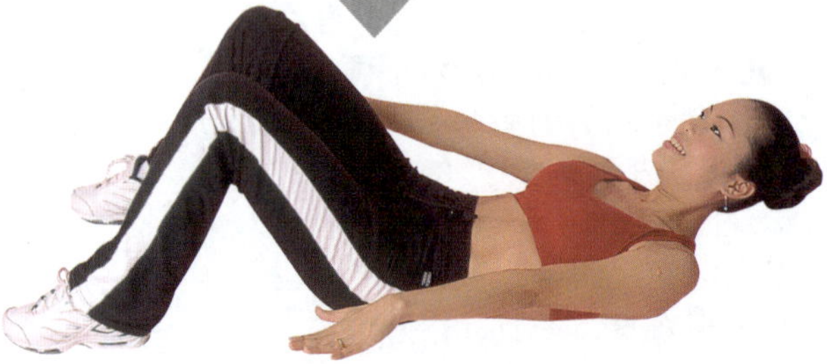

侧腰部塑身运动

侧腰部　平躺腰部侧弯

目　的	训练侧腰部肌耐力，修饰腹部线条。
运动叮咛	动作不宜过快，保持约1秒1次动作。
运动次数	每回合20下，共做2回合。

1

仰卧屈膝平躺于地板上。

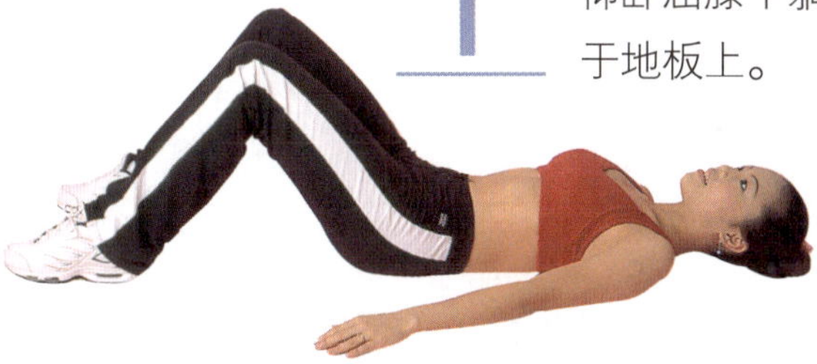

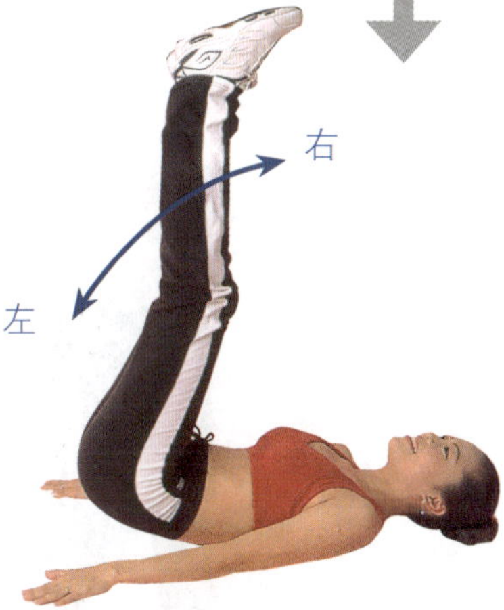

2

上半身微微向上，并向右、向左侧弯后，再回到中间缓缓放下。

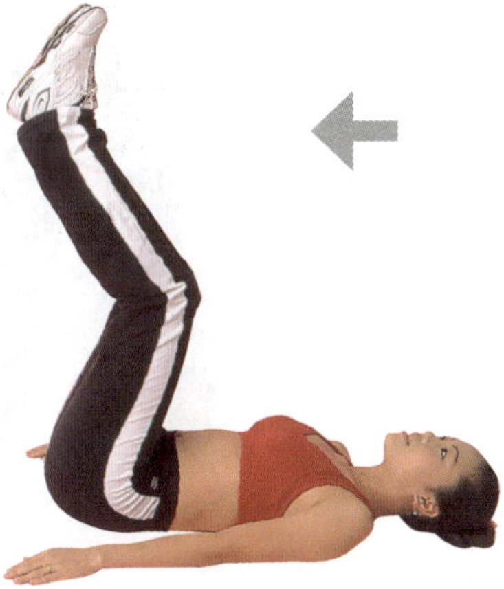

侧腰部 站立腰部侧弯

目的	训练侧腰部肌耐力，修饰腹部线条。
运动叮咛	动作不宜过快，保持约1秒1次动作。
运动次数	一边每回合20下，共做2回合，做完换边。

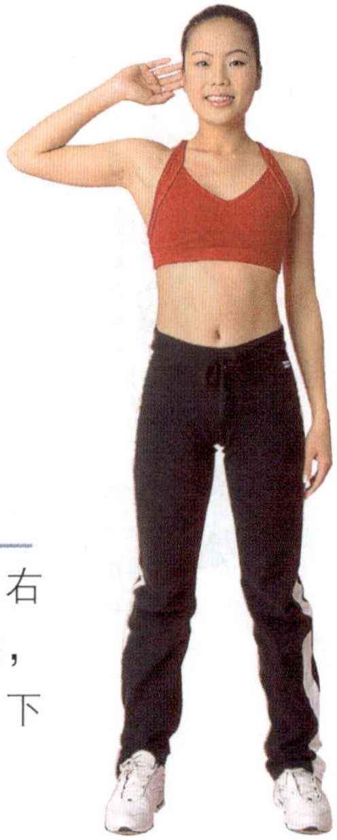

1 轻松站立，右手轻触耳朵，左手自然下垂。

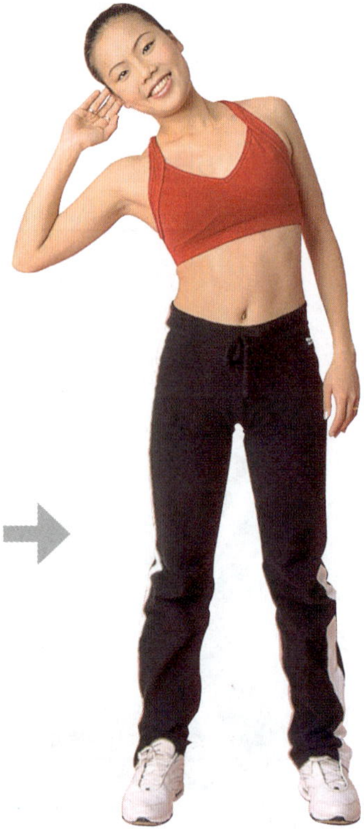

2 上半身向右侧弯30度后，恢复站立姿势。

侧腰部

站立腰部侧弯加强版

使用道具 一个装满水的保特瓶。

目　　的 训练侧腰部肌耐力，修饰腹部线条。

运动叮咛 动作不宜过快，保持约1秒1次动作。

运动次数 一边每回合20下，共做2回合，做完换边。

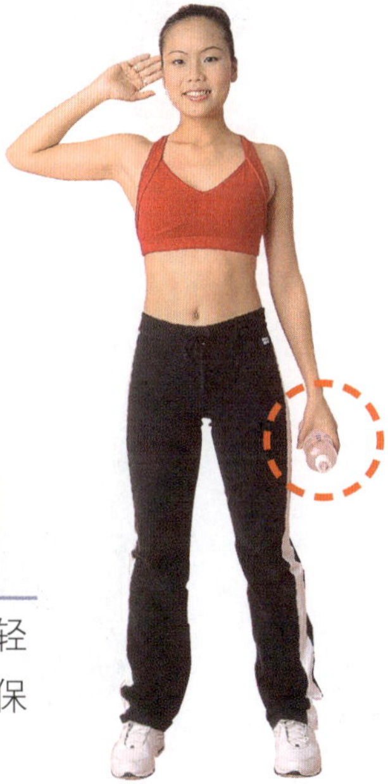

1

轻松站立，右手轻触耳朵，左手握保特瓶自然下垂。

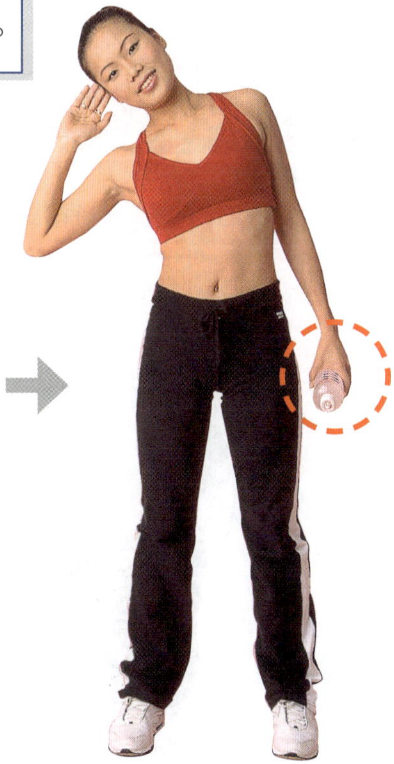

2

上半身向右侧弯30度后，恢复站立姿势。

下腹部塑身运动

下腹部

空中踩脚踏车

目　　的 训练下腹部肌群，修饰腹部线条。

运动叮咛
1. 做脚踏车踩动的动作时，切记下背部勿离开地板。
2. 脚步每踩一下，下腹部就内缩一次。
3. 动作不宜过快，保持约1秒1次动作。

运动次数 每回合20下，共做2回合。

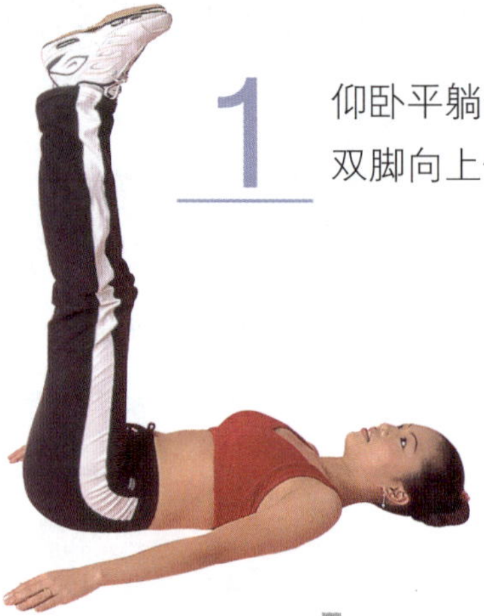

1

仰卧平躺于地板上，双脚向上伸直。

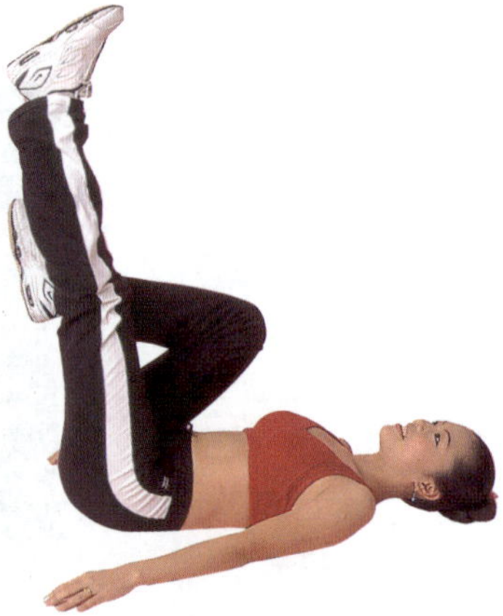

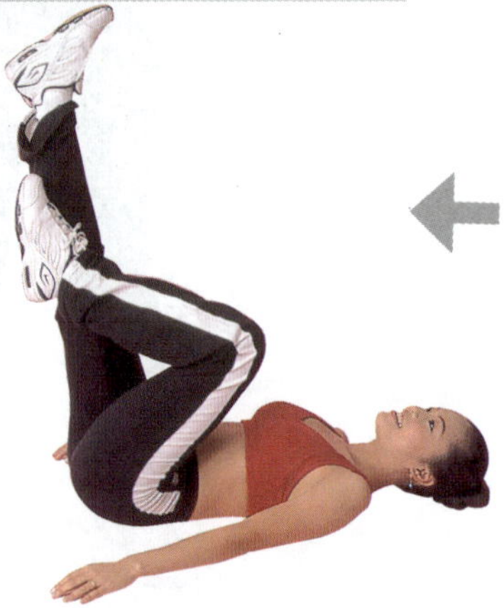

2

做脚踏车踩动的动作。

下腹部

双脚向上升

目　的 训练下腹部肌群，修饰腹部线条。

运动叮咛 1.双脚向上时，切记下背部勿离开地板，臀部离开即可。
2.动作不宜过快，保持约1秒1次动作。

运动次数 每回合20下，共做2回合。

1 仰卧平躺于地板上。

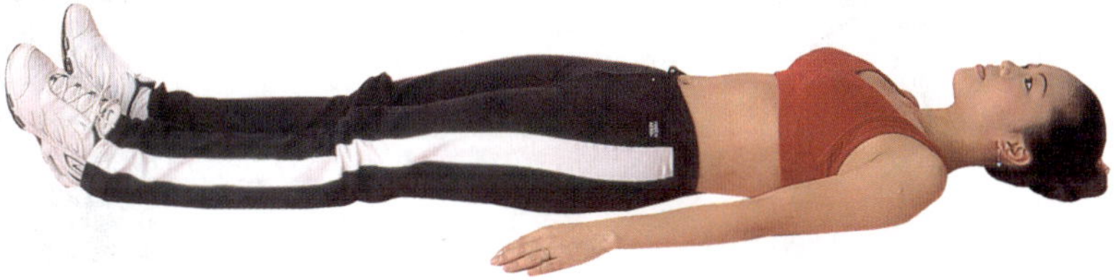

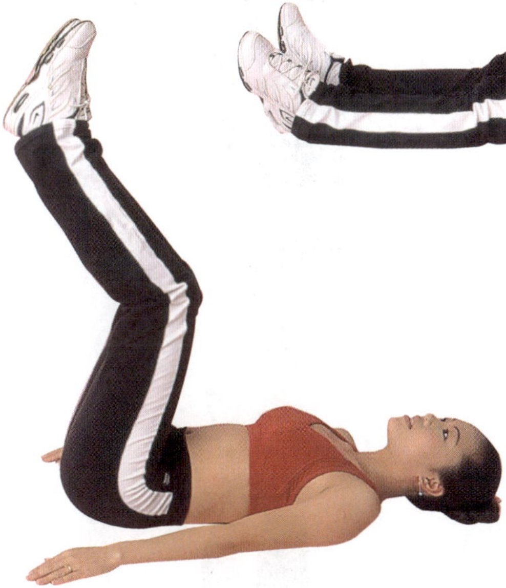

2 双脚向上，膝盖保持15度弯曲。下腹部内收，双脚自然微微向上。

腰腹按摩DIY

方法一 消除腰部赘肉

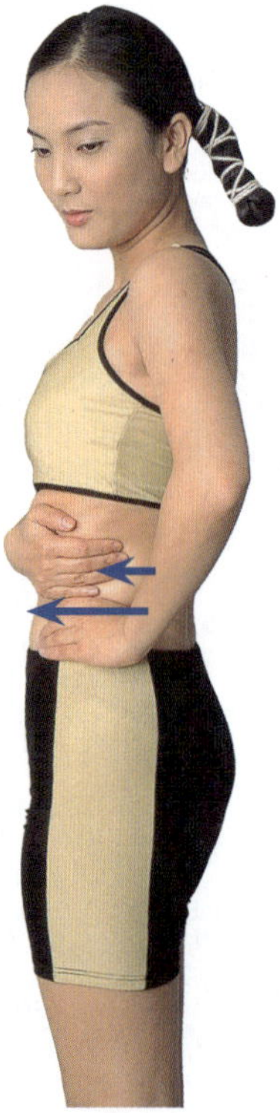

1

双手置于左腰侧，手掌、指腹稍用力，向内往腰部中间推。
置于右腰侧，重复按摩动作。

方法二 消除腰部赘肉

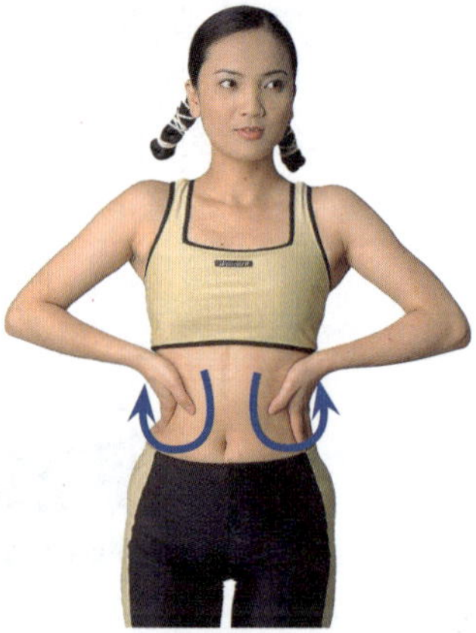

1

双手叉腰，指尖朝下，扶住腰部。

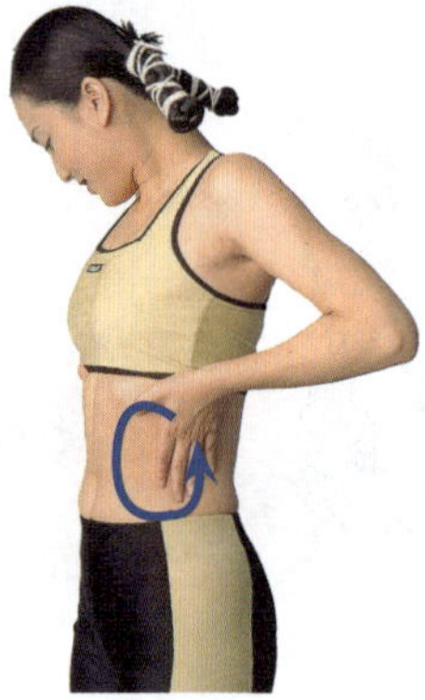

2

手掌及指腹在腰侧画圈，重复动作10～15次。

方法三　消除腰部赘肉

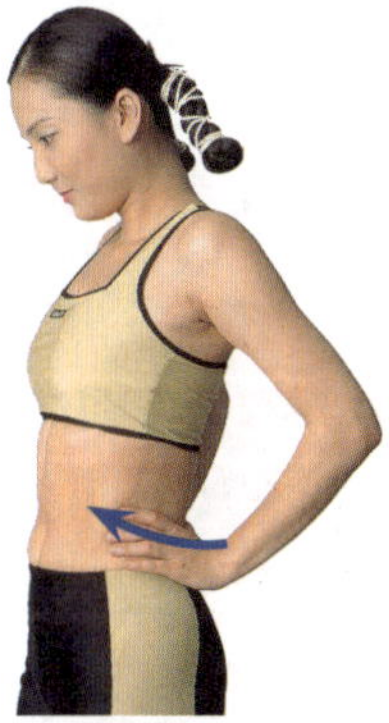

1

手叉腰，置于腰侧。

↓

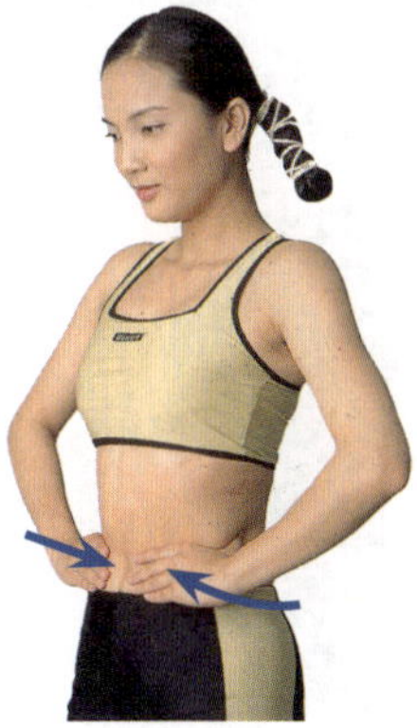

2

手向前推至肚脐，再回到原点。重复动作10~15次。

方法四　消除上腹赘肉

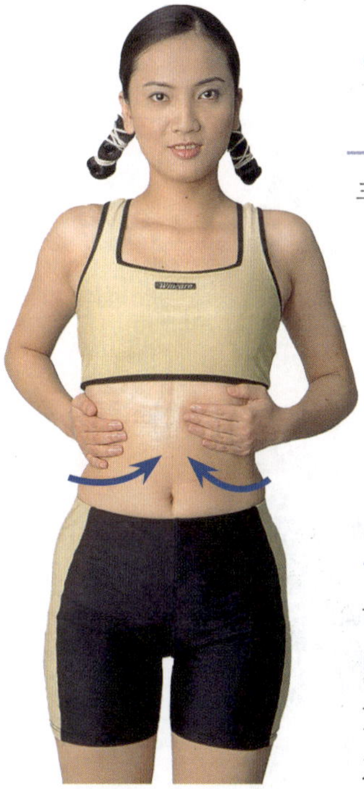

1

手放在上腹肋旁。

↓

2

手掌服贴，往中间集中向内推。重复动作10~15次。

方法五 消除上腹赘肉

1 双手一上一下放在肚脐上方。

2 上方手掌向上推至胸部下方时放开，并回到肚脐上方，另一手顺势向上推。
双手轮流向上按摩，重复动作10~15次。

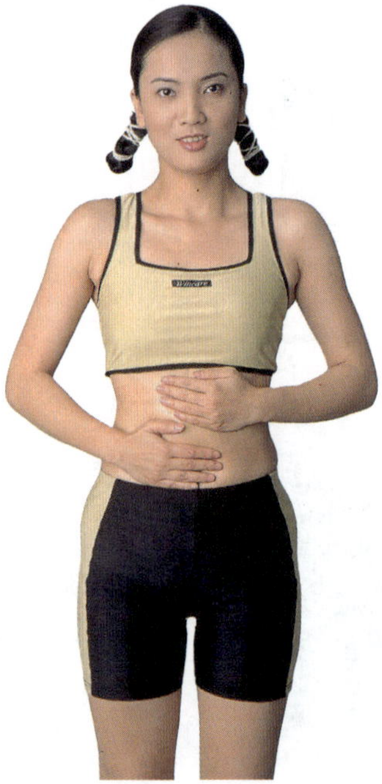

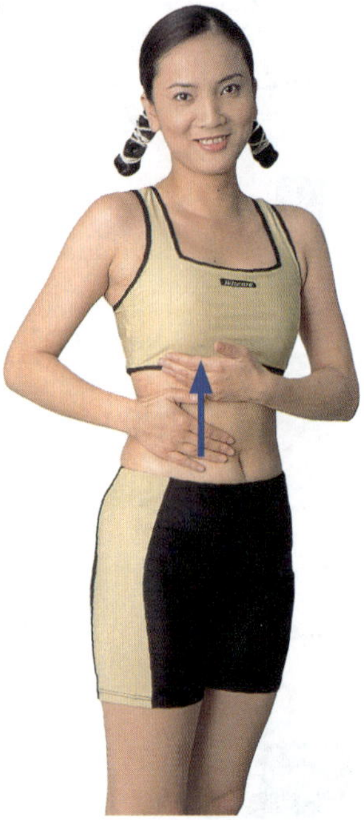

方法六　消除下腹赘肉

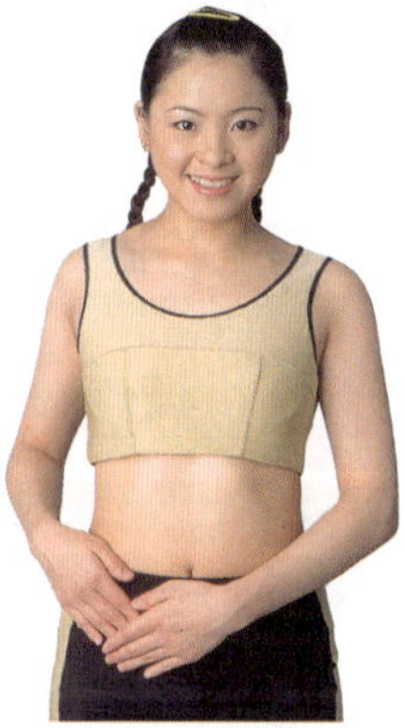

1

双手置于下腹。

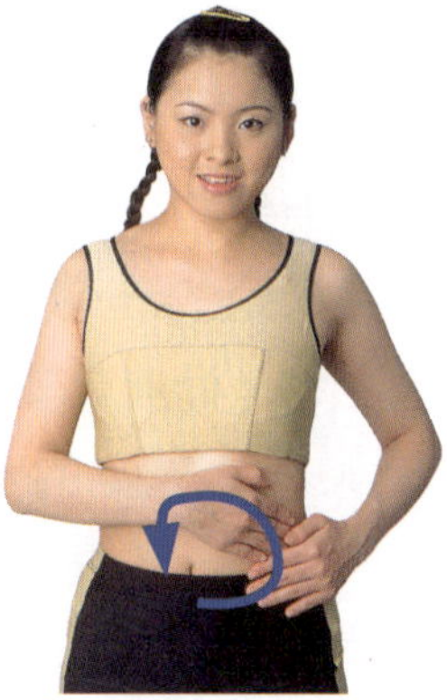

2

沿着肚脐以指腹画圈，重复动作10～15次。

方法七　消除下腹赘肉

1

双手捏住下腹，由左至右，以半圆的方式轻捏腹部。

2

重复动作10～15次。

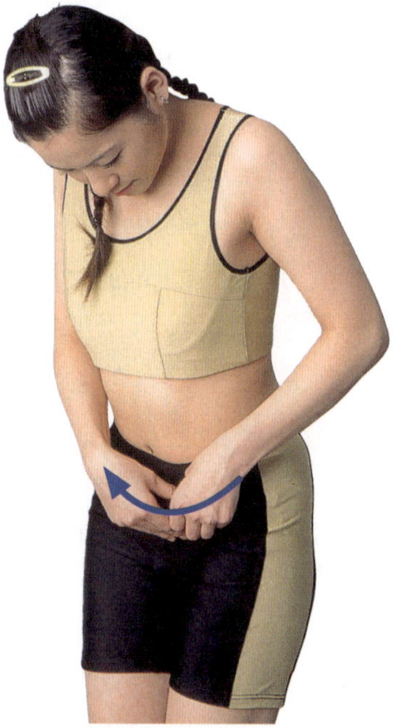

瘦身饮食聪明吃法

想要中围瘦身，关键的第一步就是饮食控制了。其实中围肥胖绝大多数都是饮食不当、热量囤积而造成的。只要具备食物营养成分、热量计算的简单概念，并在饮食控制方面多下工夫，不必迷信号称具有神效的瘦身食谱，一样能够轻松瘦身。

痛苦节食的时代已经结束了，聪明的你更要开始新的饮食习惯和生活方式，别再追逐“神奇快速”的减肥法，期望愈大，失望也愈大。

先了解自己的生理状况，确实掌握你需要以及能够运用的每一份能量，让你所吃的每一口食物都能消化殆尽，没有多余热量留在身上，瘦身成功便指日可待。

计算你需要的热量

随着个人的性别、年龄、身高、体重、活动量等不同，每天所需的热量也不同，请参考下页表一和表二，评估自己的活动量及耗费的热量，带入下列公式，即可求出一天所需要的总热量。

公 式

理想体重×从事每日工作消耗的热量

=每天所需的总热量

计算范例

以美惠为例，身高166厘米、体重62千克，她的理想体重介于54.5～66.5千克之间，标准体重为57.6千克。

她一天需要的热量是多少呢？根据下页表一、表二，她每千克体重需要的热量是35卡。需要的总热量为57.6×35=2 016卡。

表一 不同活动的活动量

活动种类	常进行的活动或工作
少量活动	静坐或卧床病人，每日活动量少，从事如打字、站立、听音乐、图书管理员等工作
轻度活动	每日活动中不会流汗，如家务、办公人员、售货人员等
中度活动	每日活动中会稍微流汗，须经常走动但工作不粗重，如业务人员、服务生等
重度活动	每日活动量大、经常流汗，如工人、运动员等

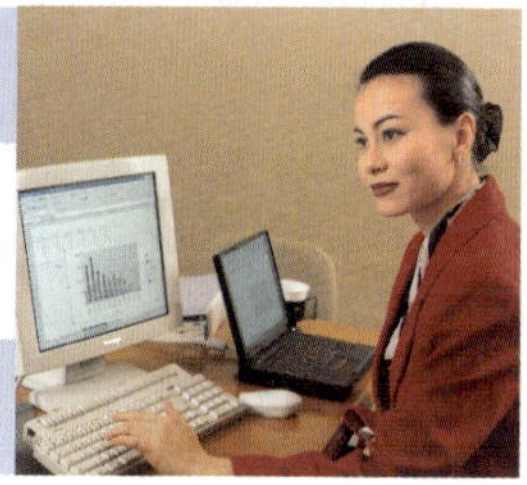

表二 成人每日每千克体重所需的热量

活动种类	体重超重	体重标准	体重过轻
少量活动	20	20～25	30
轻度活动	20～25	30	35
中度活动	30	35	40
重度活动	35	40	45

常见各类食物热量表

计算出你真正需要多少热量后，你可能会好奇每天究竟吃下了多少卡路里，以下是常见各类食物的热量表。但由于食物份量、制作方式不同，热量也会有所差异，不过，仍然可以作为粗估热量的参考。你可以查询数据、再将热量总计即可。

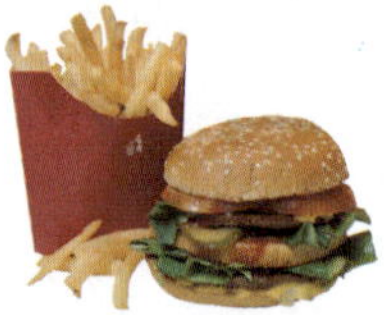

简餐类

食物名称	份量	热量(卡)
排骨饭	一客	600
鸡腿饭	一客	700
三宝饭	一客	640
牛腩饭	一客	580
咖喱饭	一客	590
炒饭	一客	500
阳春面	一碗	400
牛肉面	一碗	650
乌龙面	一碗	560
意大利肉酱面	一盘	720
日式拉面	一碗	620

小吃类

食物名称	份量	热量(卡)
肉粽	一个	350
葱油饼	两片	240
蚵仔煎	一份	350
炒米粉	一份	300
蚵仔面线	一碗	250
臭豆腐	两块	350
彰化肉圆	一个	300
米糕	一份	330
韭菜盒	一个	200
牛肉馅饼	一个	240

快餐类

食物名称	份量	热量(卡)
牛肉汉堡(单层)	一个	260
牛肉汉堡(双层)	一个	520
鸡排堡	一个	300
烧肉珍珠堡	一个	350
鳕鱼堡	一个	420
炸鸡	一块	300
薯条	一包(小)	220
薯饼块	一个	150
苹果派	一个	250
洋葱圈	一包	280
玉米浓汤	一杯	50

零食类

食物名称	份量	热量(卡)
洋芋片	一包(60克)	320
泡芙	一包(60克)	350
仙贝	一片	20
巧克力派	一片	85
鱿鱼丝	一包(80克)	3 230
牛肉干	一包(60克)	3 200
豆干	一包(160克)	700
科学面	一包	196
M&M巧克力	一包(小)	240
布丁	一个	190
茶冻	一个	110

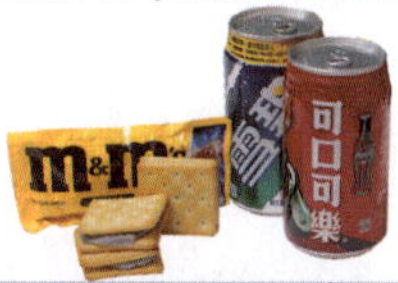

选择低热量、具饱食感的食物

人的胃能容纳1～1.5千克的食物量，让人产生饱足感主要是因胃里的食物量，而非食物的热量。

糖果、饼干、蛋糕等精致食物热量容易被身体吸收，造成血糖上升，而为了平衡这种情形，胰岛素只好大量分泌，血糖也会迅速下降，这种血糖值忽高忽低的不稳定状态，将再使人产生饥饿感，恶性循环的结果会使我们吃得更多。

饮料类

食物名称	份量	热量(卡)
鲜奶	一瓶(240毫升)	150
酸奶	一瓶(200毫升)	170
养乐多	一瓶(100毫升)	77
柳橙原汁	一瓶(250毫升)	160
苹果原汁	一瓶(250毫升)	140
葡萄原汁	一瓶(250毫升)	140
可乐	一瓶(350毫升)	178
健怡可乐	一瓶(350毫升)	1
苹果西打	一瓶(350毫升)	147
绿茶	一瓶(500毫升)	100
红茶	一瓶(500毫升)	145
绿奶茶	一瓶(350毫升)	185
罐装咖啡	一瓶(250毫升)	110
台湾啤酒	一瓶(350毫升)	120
梅酒	一瓶(250毫升)	165

肥肉中的油脂，烹调后会浮出来，原本肉类的热量会减少吗？

是的，部分的脂肪经烹饪后会游离，但是热量并不一定，事实上大部分的脂肪仍然存在。即使是瘦肉也有二成的脂肪，至于五花肉或肥肉，脂肪含量就更多了。

吃太多了吗?

现在，开始回想自己的饮食习惯，如果你有以下的饮食状况，代表你吃得太多了。

饮食习惯大调查

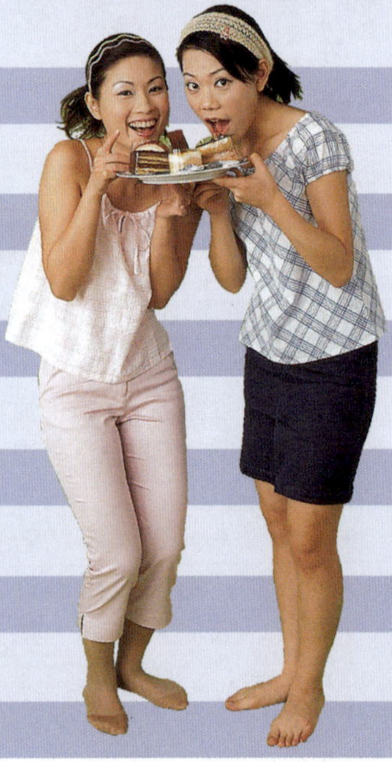

- □ 经常大吃大喝、暴饮暴食。
- □ 每星期吃大餐的次数超过三次。
- □ 吃饭时狼吞虎咽、囫囵吞枣。
- □ 三餐之外，常吃零食。
- □ 喜欢喝甜的饮料。
- □ 经常吃汉堡、炸鸡等快餐。
- □ 讨厌吃蔬菜。
- □ 每餐一定要吃肉。
- □ 有事没事就打开冰箱找东西吃。
- □ 家里、学校或办公室，所在之处一定堆满了零食。
- □ 看见别人吃东西，忍不住也想吃。
- □ 三餐都是能吃多少、就吃多少。
- □ 用餐时间常常不超过10分钟。
- □ 特别偏好口味重的食物。
- □ 一有空就想吃东西。

一项、两项、三项……哇！真的是吃太多了，请参考下列的建议，改变你的饮食习惯吧！

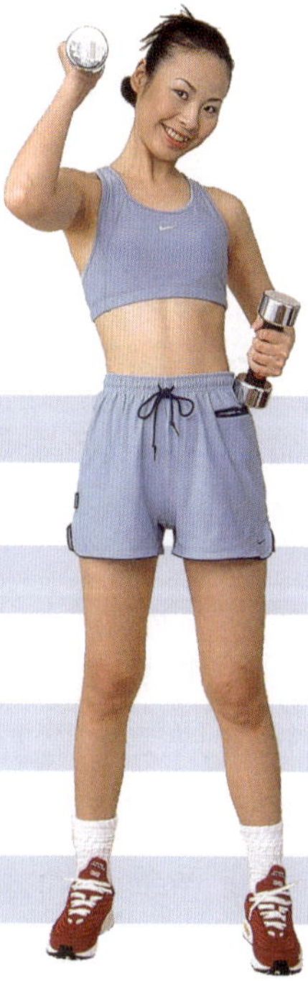

解决之道

- 尽量在固定的时间用餐，维持三餐正常的份量。
- 减少吃大餐的机会，一星期一次就够了。
- 用餐时务必细嚼慢咽，每口至少嚼20～30下。
- 请选择热量较低的种类，如仙草、蒟蒻等零食。
- 尽量多喝白开水，或者将饮料稀释。
- 最好完全不吃，否则食用前请先去除高油脂的酥炸皮。
- 再怎么讨厌，一天至少要吃三小碟蔬菜。
- 挑选热量较低的鱼肉、鸡肉。
- 离冰箱远一点，不然请在冰箱上贴张自己最胖时候的照片吧。
- 把零食转送别人。
- 想吃东西时，去喝杯水，否则买包无糖口香糖解解馋。
- 吃到“不饿”就停止，或者先挑出一半的食物不吃。
- 慢慢享受用餐时间，放松心情慢慢吃。
- 从少盐、少糖、少辣开始，慢慢适应清淡的菜肴。
- 转移对食物的注意力，去运动或逛街吧。

1 200卡外食瘦身餐

早上一个三明治、中午吃碗面、晚上一个便当，对忙碌的现代人来说，三餐外食已司空见惯。但对瘦身族而言，外食的高卡路里陷阱可就令人胆战心惊，生怕吃多了，不瘦反胖。

虽然外食，也要注重健康及卡路里，才不至于使得自己的瘦身计划大打折扣，只要跟着营养师的健康原则搭配菜肴，教你从便利商店吃到日本料理，一样享受美味的瘦身餐。

第1天 早餐

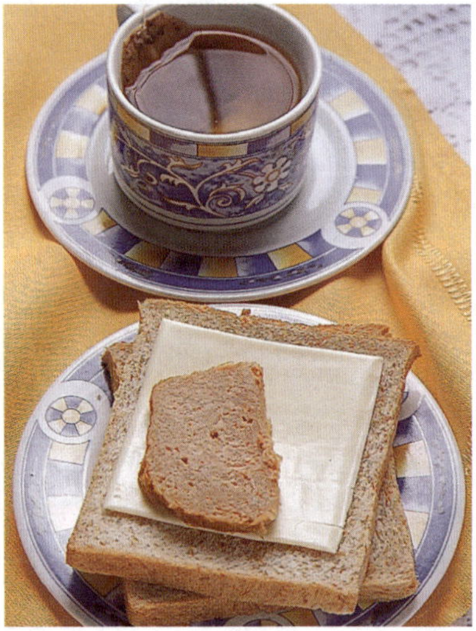

■火腿三明治

材 料 | 全麦吐司50克（约2片）；低脂起司35克（约1片）；素火腿22.5克（约1片）；茶1杯（不加糖）

热量	253.5卡
糖类	35.5克
蛋白质	15.5克
脂肪	5.5克

一般而言，10克奶油球的热量约为30卡，一包糖的热量约30卡，代糖则是0卡，如果非得加糖和奶油球不可，请酌量使用，避免热量上身。

第1天 午餐

热量	424.5卡
糖类	60.5克
蛋白质	17.5克
脂肪	12.5克

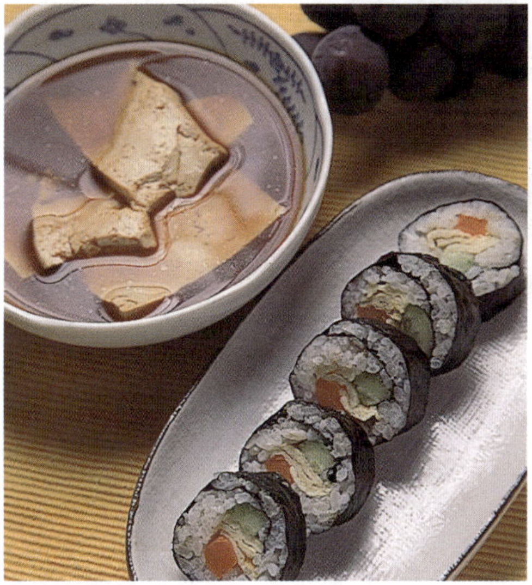

■寿司

材　料｜饭125克；蛋1个；油1茶匙、胡萝卜、小黄瓜各40克；紫菜1~2张；生菜10克

■味噌汤

材　料｜豆腐55克（约1/4盒）；味噌10克

水　果｜葡萄10~13粒

第1天 晚餐

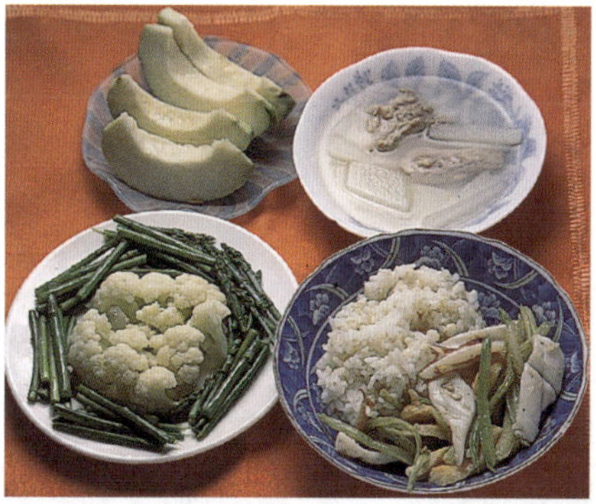

■白饭

材　料｜饭100克（约1/2碗）

■双色色拉

材　料｜芦笋、白花椰菜各50克，以水煮烫熟捞起后，蘸色拉酱15克（约3茶匙）即可

■芹菜墨斗鱼

材　料｜芹菜50克；墨斗鱼30克；甜不辣35克；油2茶匙

■萝卜排骨汤

材　料｜白萝卜50克；小排15克

水　果｜番石榴1/2个

热量	561卡
糖类	70克
蛋白质	18.5克
脂肪	23克

晚餐只要吃饱就好，千万不要过量，以免多余的热量消耗不完。可以尽量多吃蔬菜，减低饥饿感。

第2天 早餐

热量	237卡
糖类	51克
蛋白质	6克
脂肪	1克

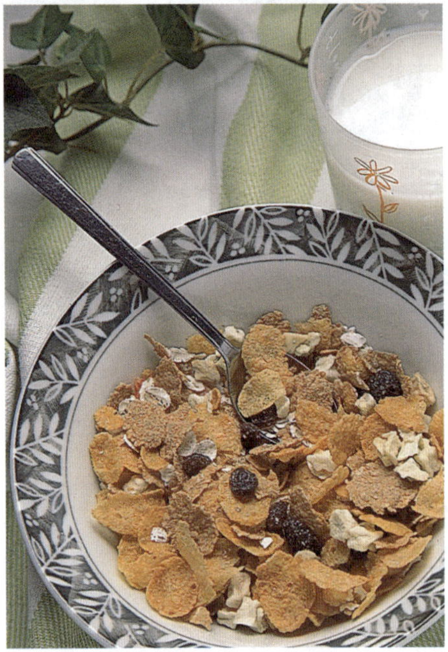

■早餐谷类+酸奶

材 料｜市售低脂酸奶200毫升（1瓶）；市售早餐谷类20克

第2天 午餐

热量	525.5卡
糖类	70克
蛋白质	22克
脂肪	17.5克

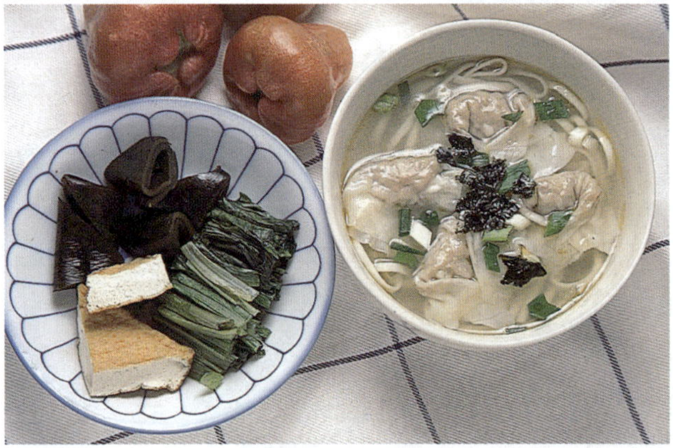

■馄饨面

材 料｜面条（湿）60克；馄饨4~5个；香油1茶匙

■小菜

材 料｜烫青菜100克；卤油豆腐35克（约2块三角油豆腐）；卤海带50克

水 果｜莲雾3个

这是外食族相当容易选择的餐点，点菜时，不妨叮咛老板少放一点油、烫青菜不要加肉末和油葱。别把整碗面汤喝个精光，可去掉许多卡路里哦！

第2天 晚餐

热量	526.5卡
糖类	57.5克
蛋白质	23.5克
脂肪	22.5克

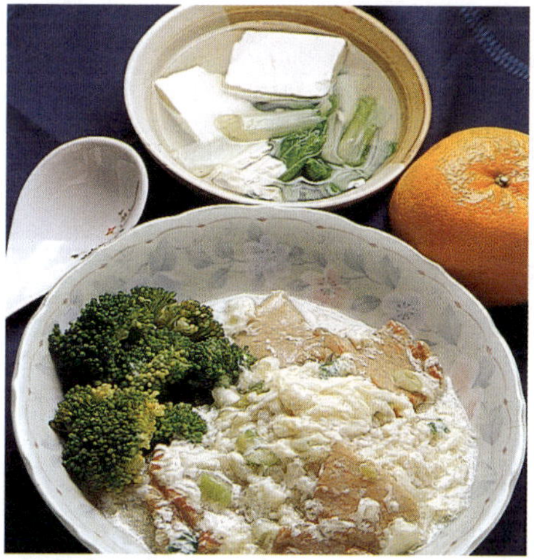

■滑蛋牛肉饭

材　料｜饭100克（约1/2碗）；牛肉30克；蛋1个；油2茶匙；青花椰菜50克

■青菜豆腐汤

材　料｜小白菜50克；豆腐55克

水　果｜橘子1个

吃饭前先喝汤，让热汤暖胃，也可以增加饱足感。

第3天 早餐

热量	265卡
糖类	40.7克
蛋白质	9.3克
脂肪	6.8克

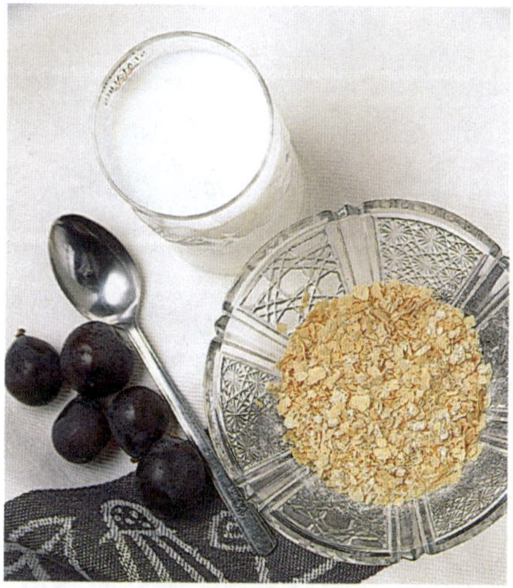

■麦片牛奶

材　料｜市售低脂牛奶240毫升；市售三合一麦片（1包）

水　果｜葡萄5～6粒

三合一麦片不妨挑选低糖或低脂的产品，如此一来，热量减少，美味却仍然不流失哦！

第3天 午餐

热量	504.5卡
糖类	47.5克
蛋白质	23.5克
脂肪	24.5克

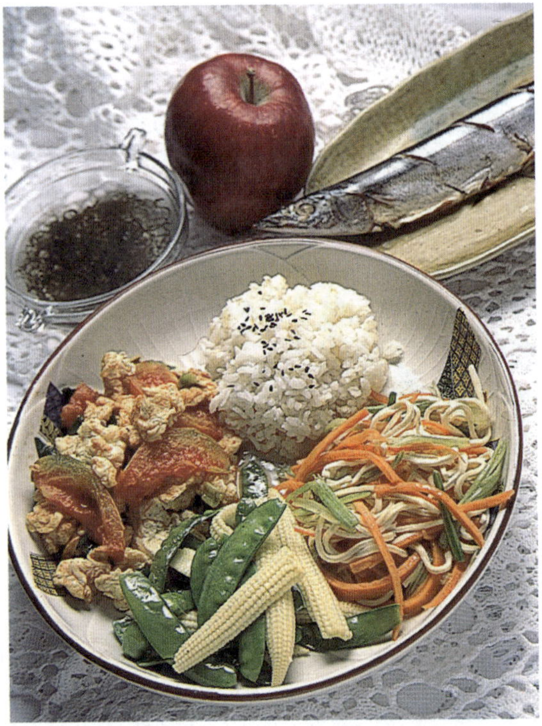

■白饭

材 料 | 白饭100克（约1/2碗）

■烤秋刀鱼

材 料 | 秋刀鱼75克（约1条）

■凉拌干丝

材 料 | 干丝25克；芹菜、胡萝卜各25克；麻油1茶匙

■番茄炒蛋

材 料 | 番茄50克；蛋1/2个；油1茶匙

■炒豌豆荚

材 料 | 豌豆荚50克；玉米笋50克；油1茶匙

■发菜汤

材 料 | 发菜少许；盐少许

白饭可以改成糙米饭或五谷饭，能够增加优质的维生素及矿物质，比只有热量的精致白米营养价值更高。

第3天 晚餐

热量	504.5卡
糖类	47.5克
蛋白质	23.5克
脂肪	24.5克

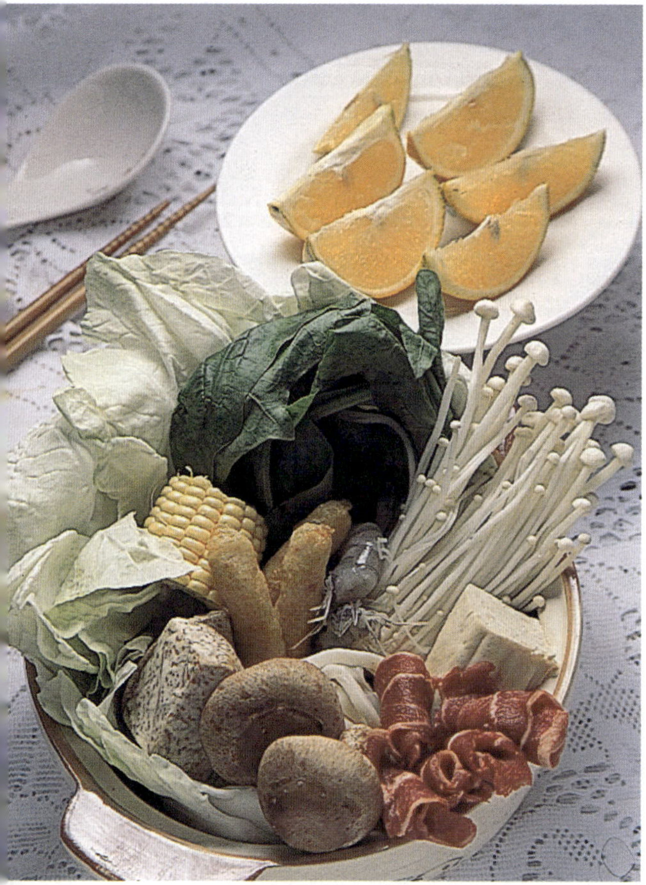

■日式火锅

材　料｜玉米50克；拉面60克；甜不辣35克；芋头60克；豆腐55克；肉片35克；虾30克；香菇、菠菜、白菜、金针菇等共200克

水　果｜柳橙1个

吃火锅也是很好的减肥方法之一，因为清烫的食材没有多余的油脂。不过，要注意的是，吃火锅时的蘸酱要适可而止，以免在不知不觉中摄取了过多的热量。

各式蘸酱卡路里小档案

名称	份量	卡路里（卡）
醋	一汤匙	2
酱油	一汤匙	4
沙茶酱	约10克	70
番茄酱	约10克	17
五味酱	约10克	12
芝麻酱	约10克	64
甜辣酱	约10克	12
酱油膏	约10克	10

中围不发胖保健法

普遍而言，一般人最先发胖的部位都是腰腹部，后来才慢慢堆积在臀部、大腿、手臂、脸颊等部位。因此，保持苗条的腰围就是捍卫窈窕身材的第一道防线。

中围发胖的原因包括饮食过度、缺乏运动、姿势不良、生产手术等，除了手术、生产后的腰腹肥胖较难预防，其他原因形成的中围肥胖都能通过简单的预防方法，免受中围发胖之苦。

以下是专家建议预防中围发胖的简易方法，只要在日常生活中确实实行，就能永葆苗条的中围。

保持苗条腰围4大对策

1.节制饮食

- 三餐正常饮食不过量，肚子有饱足感即停止进食。
- 以腰带的松紧度来控制进食份量，无论如何，吃饭时绝不松开腰带，以免过量。
- 用餐时务必细嚼慢咽，用餐时间至少30分钟以上，避免不良的进食习惯影响肠胃机能。

2.姿势正确

- 站立时尽量挺胸、背打直，小腹会自然向内收。长期弯腰驼背是造成小腹凸出的关键因素。
- 坐时也要维持端正姿势，背部自然挺直，可在后腰处放一靠垫支撑。不要驼背，否则上腹的赘肉会慢慢堆积。

3.保持运动

- 尽可能每天运动30分钟，至少也要达到每周3天、每次30分钟以上的运动量。
- 以柔软操或其他伸展运动训练局部肌肉，不妨参考前述的塑身运动。

4.按摩DIY

- 勤奋瘦身按摩同时也可预防肥胖，不妨每天抽出一点时间按摩。
- 每天睡前花5～10分钟，依下列步骤按摩腰腹，能预防便秘，同时维持纤细的腰身。

腰围按摩关键4穴位

1

以拇指按压肚脐下方约一指宽处的“阴交穴”，约50次。

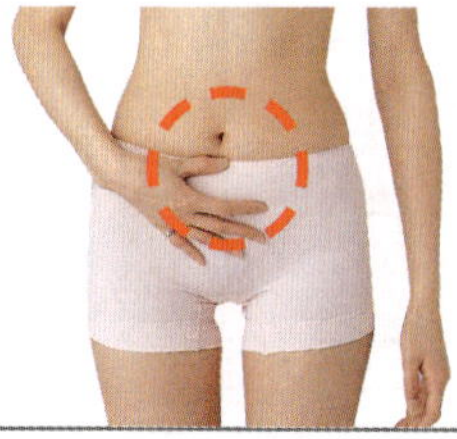

2

再下移至肚脐下方约三指宽处的“关元穴”，以拇指按压约50次。

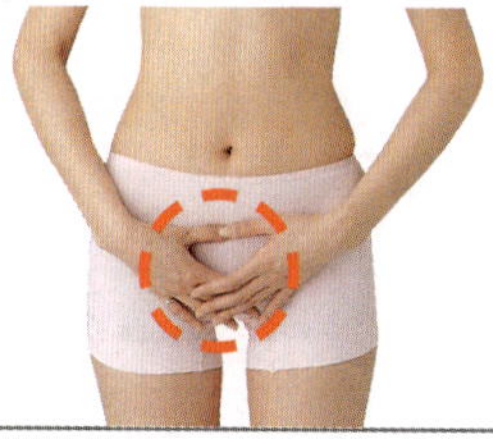

3

在肚脐两侧约二指宽处的“天枢穴”，以食指、中指并拢轻按。

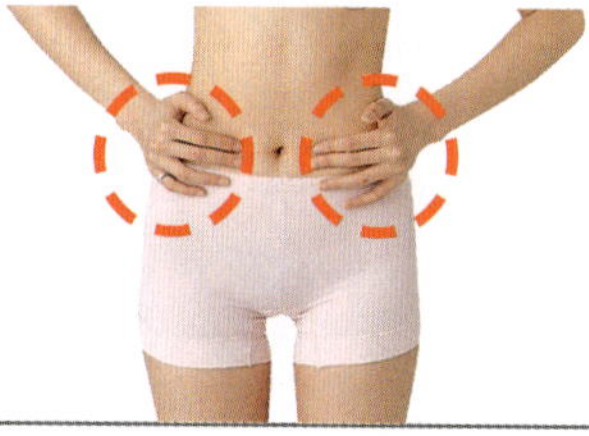

4

拇指再往上移，按压位于胸骨下方和肚脐中心点的“肺中脘穴”。

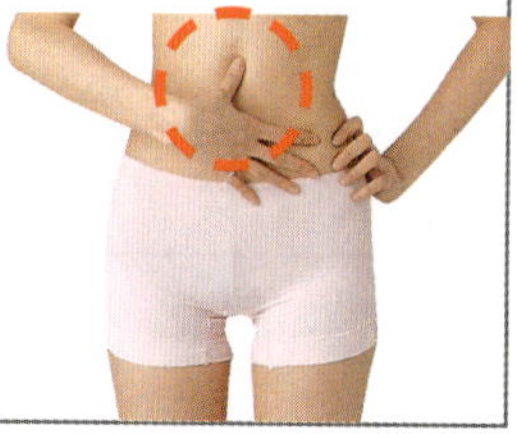

填写瘦身日记

中国肥胖的主要因素，绝大多数还是饮食过量造成的，尤其现代人追求丰富精致的美食文化，常常过饱而不自知。

专家建议，详细地填写瘦身日记是维持体重及预防发胖的有效方法，当你自以为没吃什么时，瘦身日记会告诉你实话，顺便提醒你别再自欺欺人，该注意自己的身体变化啦！

瘦身日记包括“体重变化记录表”和“日常饮食记录表”，体重变化记录表以30天为一个周期，日常饮食记录表则是每天为一单位，你可以自行影印表格重复使用。

体重变化记录表

记录你的体重变化

30天体重变化记录表（范例）

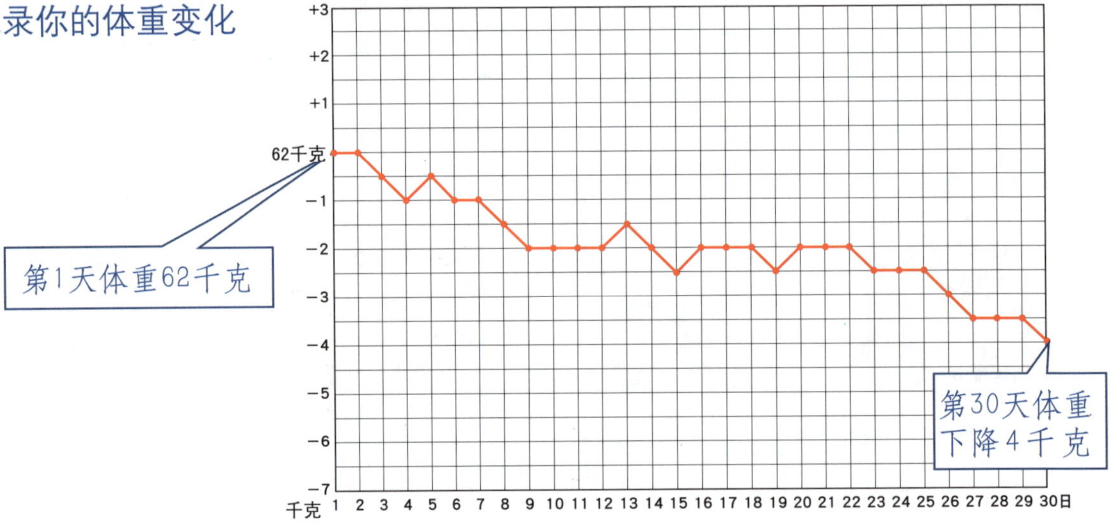

30天体重变化记录表

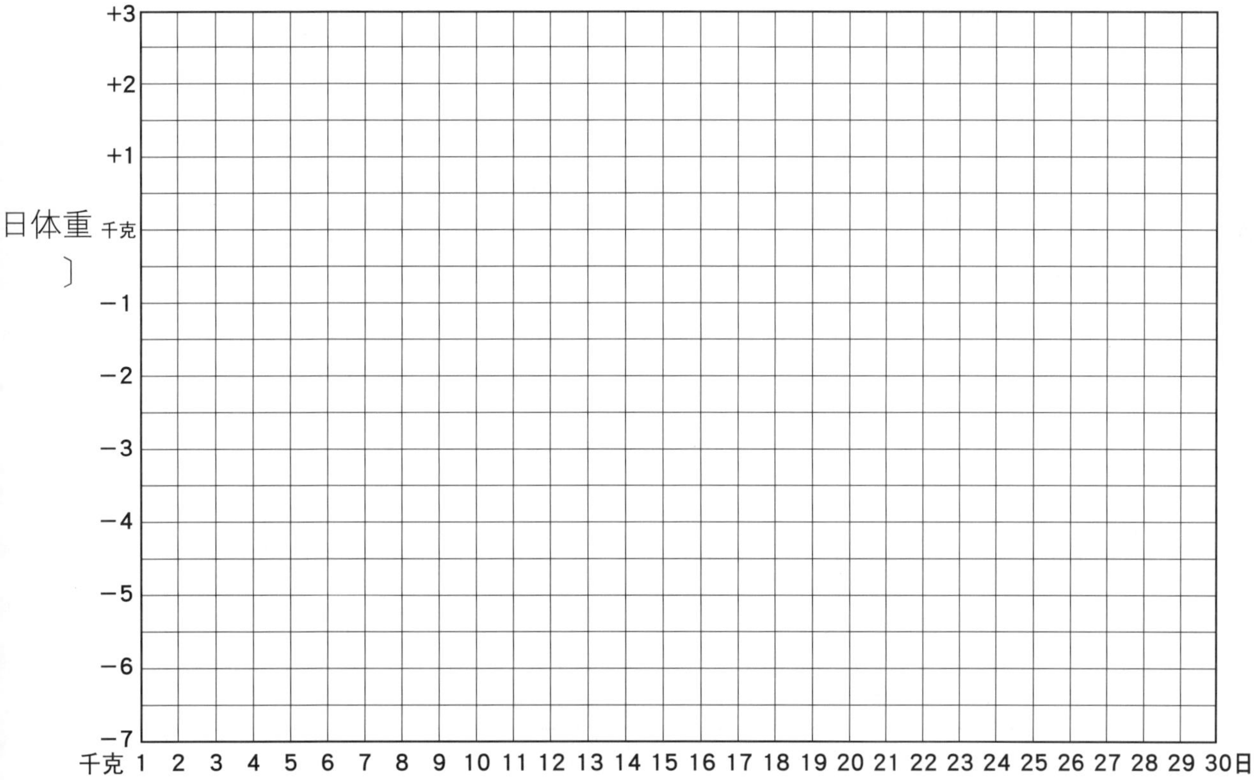
+3
+2
+1
日体重 千克
−1
−2
−3
−4
−5
−6
−7
千克 1 2 3 4 5 6 7 8 9 10 11 12 13 14 15 16 17 18 19 20 21 22 23 24 25 26 27 28 29 30日

日常饮食记录表

仔细记录每天的饮食内容

把进食的时间记录下来，用餐时花了多久的时间也记得一并记录。

三餐以外的点心零食，格外要注意，只要入口的食物，就算是一片饼干、一瓶饮料，都得仔细记录。

吃东西时的心情也很重要，特别是非正餐时间，是真的肚子饿了，还是习惯性进食。

每日饮食记录表（范例）

时间	饮食内容	卡路里	当时心情
AM8:15～8:20	三明治一个 酸奶一瓶	200卡 160卡	吃过早餐后相当满足
AM10:10	热咖啡一杯	50卡	上班忙碌，习惯喝咖啡提神
PM12:30～12:50	水饺10个 烫青菜一盘	350卡 20卡	好饿
PM4:25～4:35	巧克力夹心饼干三片 热咖啡一杯（加奶精不加糖）	210卡 50卡	其实肚子并不饿，只是大家都在吃东西，不吃好像怪怪的
PM7:30～8:00	番茄蛋炒饭 冬瓜排骨汤	400卡 250卡	一面看电视，一面吃晚餐

今日体重：**57** 千克　　　卡路里总计：**1 690** 卡

排便状况：☑有　　□无　　　运动时间：**0** 时 **0** 分

自我检讨：今天忍不住和同事一起吃饼干，明天一定得注意啰！

今天是否正常排便呢？如果有便秘的状况，得注意多摄取纤维丰富的蔬菜水果。

有腾出时间来运动吗？计算自己的运动时间，最好能持续运动20分钟以上，才能燃烧脂肪哦！

每日饮食记录表

时间	饮食内容	卡路里	当时心情

今日体重：　　　　千克	卡路里总计：　　　　卡
排便状况：　□有　　□无	运动时间：　　时　　分
自我检讨：	

中围纤瘦穿着加分法

许多人常为了穿上“理想中的某件衣服”而拚命减肥，希望能把自己塞进与自己正确尺码相差甚多的服装中，以为这样才符合纤纤美女的时尚标准。

这的确是强烈的瘦身动机，能增加减肥成功的几率，不过，别忘了，你才是主角，服装不过是衬托的配角，是你在穿衣服，而不是衣服在穿你，如果长期处于这种情况下，万一瘦不下来，失败的挫折将让你更加沮丧。专家建议，在瘦身期间，即使正在和体重对抗的你，也可利用衣裳的款式和配件来修饰身材，让自己看起来更瘦。

不过，特别要注意的一点，就是别挑选和自己尺码相差过多的衣裳，太大或太小的服装都会显得胖。

如果你担心腰腹的赘肉会影响外观，不妨参考以下的建议来选择服装，一样可以展现漂亮自信的丰采。

纤瘦中围衣着加分法

上腹

身材特征

胸部下方、腰围上方的赘肉多而突出，容易捏起一把赘肉。

衣着修饰重点

选择合身又不会过于贴身的剪裁，避免过于柔软的材质。

○ 你适合的款式

衬衫或长度及于腰线的上衣。能有效遮掩肥胖的上腹。

× 你不适合的款式

胸罩式的小可爱、过于紧身、材质太柔软的上衣。会让上腹赘肉更明显。

腰围

身材特征

腰围较粗或腰身不明显。

衣着修饰重点

转移视觉焦点，尽量避免视觉集中在腰部的设计，例如宽腰带。

○ 你适合的款式

长罩衫、长外套或下摆较宽的设计款式。能避免凸显腰线的剪裁，成功转移视觉焦点。

× 你不适合的款式

露肚装、高于腰线的上衣或高腰设计的服装。高腰设计的服装看起来像孕妇装。

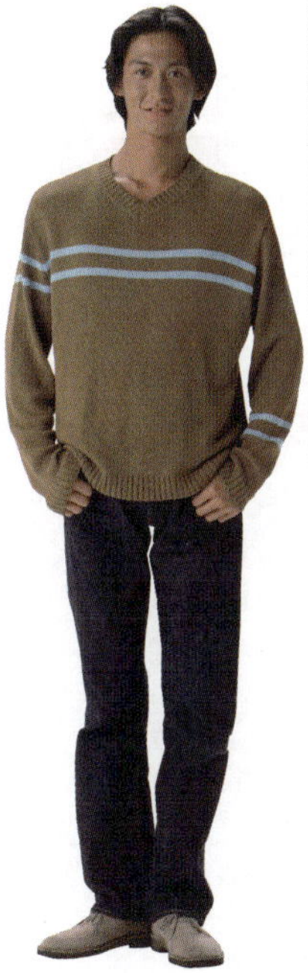

■多选择较长的上衣，可避免凸显腰线，有效转移焦点。

下腹

身材特征

肚脐以下的小腹凸出。

衣着修饰重点

利用长度合适的上衣，可有效避免露出小腹的赘肉。

○ 你适合的款式

长度过腰线的上衣、直筒裤或者无太繁复腰线设计的服装。较挺直的布料，能修饰身材，避免小腹凸出。

× 你不适合的款式

短上衣、露肚装或低腰款式的裤、裙。这些衣服会让凸出的小腹更加明显。

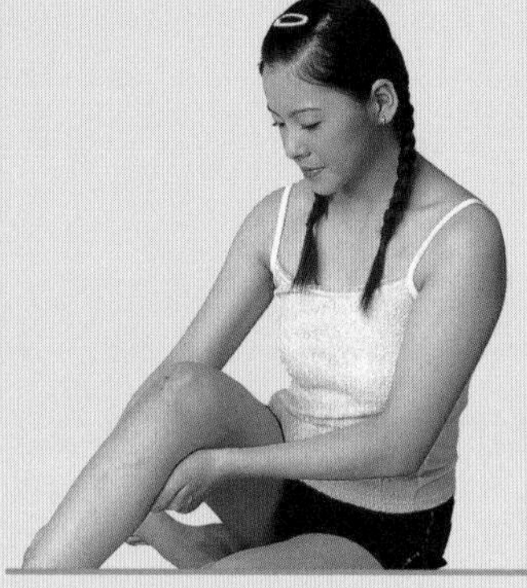

PART3

再瘦一点！摆脱
西洋梨、胖胖腿
的肥胖身材

迷 思 篇

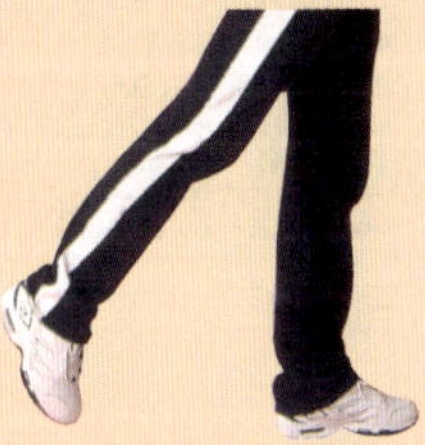

运 动 篇

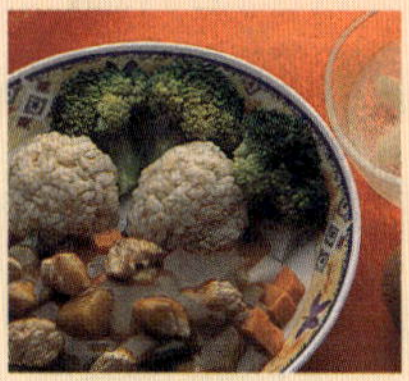

按 摩 篇

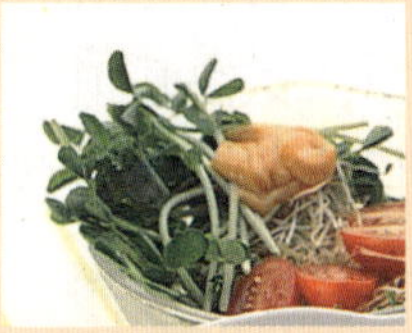

饮 食 篇

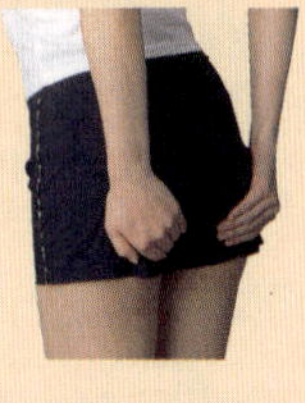

保 健 篇

为什么要瘦下半身?

当你发现自己超出标准体重10％以上，或是下半身赘肉过多时，建议你立刻开始执行瘦身计划。

尤其对女性而言，臀部、大腿等下半身部位是最易囤积赘肉之处，虽然下半身的脂肪属于储藏热量的皮下脂肪，对于健康的威胁性远低于腰腹脂肪，但是，当下半身过度肥胖时，臃肿的身材不仅影响外观，也会对骨骼关节形成直接的压力。甚至有人因肥胖摩擦皮肤而形成湿疹，影响日常生活起居，十分不便。因此，注重下半身的健康标准绝对有必要。

瘦下半身的4大优点

1.修饰优美身段

当臀部、大腿、小腿的赘肉减少时，从视觉上看起来不只是“变瘦”，更有“长高”的效果。

体重减轻后，身型更修长，不仅能尝试更多款式的服饰，对于身材你也会更有自信。

2.让你看起来更年轻

当人体发育完全之后，25岁达到巅峰后即开始老化，最明显的变化就是囤积在身上的赘肉和下垂的臀部。不过，根据人们不爱运动的现象看来，身材老化的年龄有下降的趋势，顶着欧巴桑身材的妙龄少女也不少，适度的下半身瘦身能改变体态，还能让自己看起来更年轻哦！

3.减轻关节压力

减轻了体重，也减轻了关节的压力。让你不再感觉关节常有酸麻痛等不舒服感，也不必担心过胖一不留神跌倒造成的骨折、扭伤等意外伤害。

因此，瘦下半身不仅对身材有帮助，对于健康及关节压力的解除都有帮助。

4.改善皮肤湿疹

瘦身后，下半身的脂肪减少了，走路、运动轻快自在，多余的赘肉不再是困扰，从前因肌肤过度摩擦形成的皮肤湿疹，也不药而愈啦!

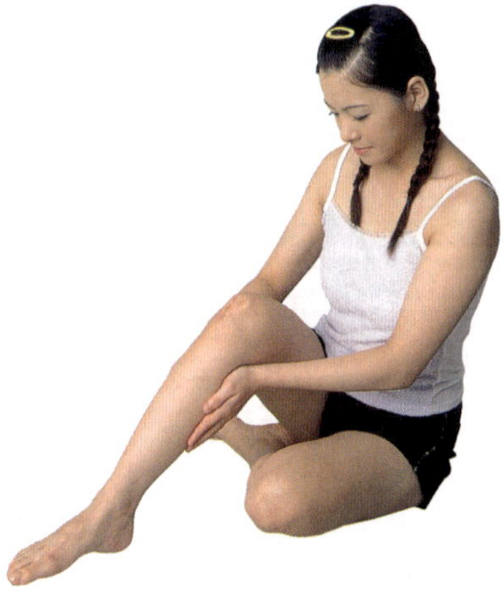

■消除腿部赘肉，可让人看起来更高挑儿。

BMI值=身体质量指数

调查显示，19岁以上的人口中，有24.8%的男性和25.5%的女性BMI值(身体质量指数)，大于或等于25，和十年前的调查相比高出许多。当BMI=22时，代表你的体重维持非常恰当，也是最不易罹患疾病的指数。

$$\text{BMI（身体质量指数）}=\frac{\text{体重(千克)}}{\text{身高}^2\text{（米}^2\text{）}}$$

谁需要瘦下半身?

判断自己是否需要瘦下半身，除了体重、体脂肪的科学仪器测量可以获得全身重量的客观数据外，个人主观的审美观也是一个考虑的条件，并没有所谓的一定标准。

你可以从下列几个条件来判断自己是否需要瘦下半身：体重超重10％以上；捏肤测试时，拉起赘肉超过5厘米以上；下半身肌肉松垮不结实；全身整体看来，下半身较肥胖；下半身有湿疹、关节炎等健康问题。

如果你发觉自己有上述情况，建议不妨参照后面章节的各种瘦身方法，进行雕塑下半身的计划。

需要下半身减重的5大族群

1.超过标准体重10%以上

体重已超重10％，臀部、大腿成为脂肪囤积的大本营，此时更应开始瘦身，以免一发不可收拾，脂肪堆积愈来愈多。

> 建议瘦身法
>
> 利用饮食控制、运动等方式先减去多余体重，再针对下半身局部采用肌力运动、按摩等特别锻炼。

2.下半身赘肉多而臃肿

在侧臀、大腿内外侧，都可以捏出5厘米以上的赘肉，下半身被脂肪包围，行动上臃肿不轻快。

> 建议瘦身法
>
> 运动、按摩双管齐下，必要时可寻求医师进行针灸治疗。

3.身材下垂松垮不结实

虽然不算胖，但缺乏运动使得肌肉无力、脂肪增生，松弛的体态称不上苗条结实。

建议瘦身法

增加平日运动量，有氧运动、肌力运动齐头并进，积极锻炼下半身的肌群，雕塑性感曲线。

4.整体比例下半身特别肥胖

由于遗传、生产等因素造成下半身骨骼较宽大，相对地脂肪容纳空间也增多，下半身容易看起来特别肥胖。

建议瘦身法

针灸、按摩或运动，特别加强肌力运动或伸展操，渐进改善下半身肥胖。

5.因肥胖造成的湿疹、关节炎

因下半身肥胖形成诸多健康问题，例如，赘肉过多使得皮肤过度摩擦形成的湿疹及体重超重造成的关节炎、腰酸背痛等毛病，只要减肥，大部分的状况都能改善，无须再承受病痛之苦。

建议瘦身法

先以饮食控制的方式减少热量摄取，让身体瘦下来，经医师诊断可从事其他运动安全无虞后，再开始运动锻炼肌肉、减去体脂肪，积极瘦身。

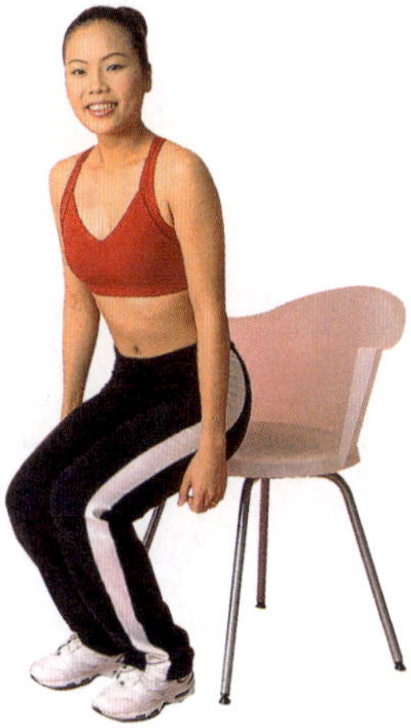

谁容易下半身发胖?

下半身肥胖几乎都是天生遗传的体型或脂肪堆积的单纯性肥胖。

而根据遗传、年龄、性别、脂肪特性、生活习惯等因素，可归纳出以下几种容易下半身发胖的族群：

- 父母下半身肥胖者；
- 产后妇女；
- 缺乏运动；
- 水肿。

下半身易胖4大族群

族　群	发胖原因
1.父母也是下半身肥胖者	天生遗传的家族体型，拥有较宽大的骨架，相对之下，可容纳的脂肪也较多。
2.产后妇女	怀孕期间，母体为哺乳作准备而预留较多的能量，便以脂肪的形式储存在身上，包括臀部、大腿等较易囤积脂肪之处。但现代人较少亲自哺喂母乳，消耗不掉的脂肪造就发胖的身材。
3.缺乏运动	缺乏运动锻炼，肌肉组织的空间被脂肪组织取代，“年久失修”的下半身愈来愈胖。
4.水肿	因生理状况或饮食含钠量过高造成水肿现象，下半身看起来浮肿虚胖。

下半身很难瘦下来吗?

由于身体各部位脂肪特性不同，瘦下来的机会也不一定。

因为下半身脂肪属于皮下脂肪，只有在身体急需使用时，才会释放能量，不像腹腔脂肪代谢活动强，易储存也易消耗，所以减肥时最容易瘦的是中围。

至于身体其他部位脂肪，则必须等到腹腔脂肪代谢渐缓时，才有机会释出热量。

因此，下半身的瘦身难度的确较其他部位高，但天下无难事，请参考后面章节的瘦身法则，只要你有耐心、有毅力，愿意付出代价、持之以恒地锻炼下半身，下半身一定能瘦下来。

有效瘦下半身的5大方法

1.运动塑身

最安全、无副作用的瘦身方式，能消除脂肪、恢复窈窕身段，最好能同时进行燃脂的有氧运动及锻炼局部的肌力运动，双管齐下才能对抗顽固的下半身脂肪。

2.按摩推脂

持续地进行下半身局部按摩，能使下半身循环畅通，达到瘦身的效果。你可以考虑预算，到医疗院所或找专业按

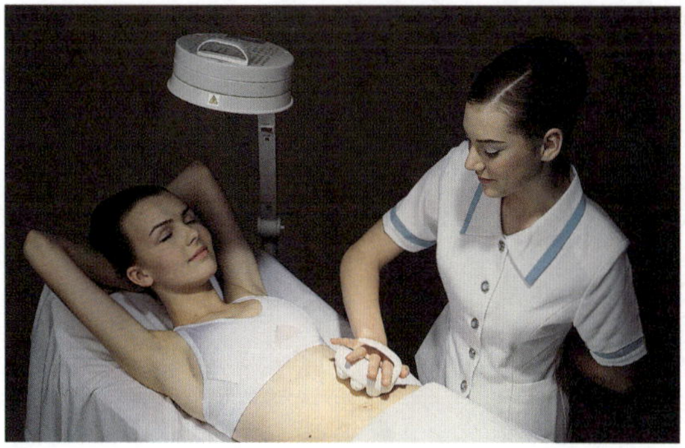

摩师进行推脂按摩，或者根据后面章节叙述的方法在家自行DIY，这是无需特定场地、时间就能进行的瘦身方式。不过，要较长的时间才能见到成果，需耐心等待并维持按摩的习惯。

3.穴道针灸

调整体质、标本兼治的中医古方，针对下半身赘肉特别肥厚的部位，可刺激较深的脂肪组织，帮助代谢。使用针灸法来瘦身，没有其他副作用，不过，必须由经验丰富、合格的专业医师来执行，某些特殊体质的人可能会晕针而产生不适。

4.饮食控制

下半身肥胖的饮食控制可分成两大类：消脂去油饮食；利水消肿饮食。这两种饮食控制可针对脂肪肥厚型和水肿型的下半身肥胖，采取健康安全的瘦身饮食原则，进行有效饮食控制。

5.外科手术

可以采用抽脂手术来消除下半身肥胖，能准确地消除想瘦部位的脂肪，等手术恢复期后，局部尺寸的变化明显可见。但是，手术费用较昂贵，恢复期也长达半年至一年，万一手术效果不佳，副作用轻则肌肤凹凸不平整，严重者可能致命，决定以手术方法瘦身之前，务必考虑清楚。

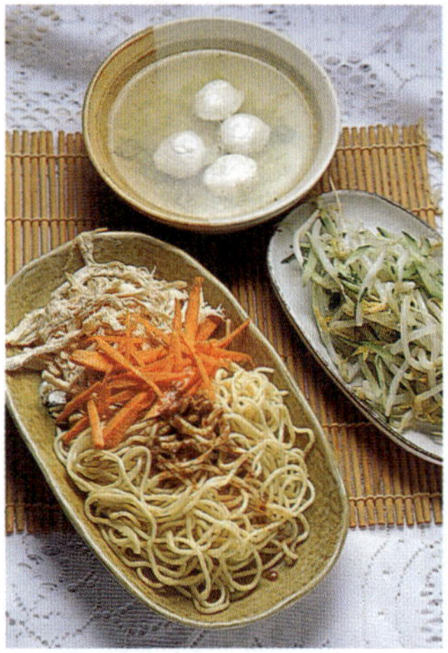

■找出自己下半身肥胖原因，再选择正确的饮食控制方法。

下半身肥胖因素

常听到许多女性抱怨自己下半身太胖，期盼自己是西方美女，有双修长的美腿、结实有弹性的臀部。

基本上，女性的体脂肪容易堆积在臀腿处的下半身，若再加上家族下半身宽大体型的影响，想要扭转天生的劣势，可得花上一番工夫呢!

虽然如此，下半身肥胖并非全是先天因素，大多数人的下半身肥胖困扰，主要原因是后天生活习惯造成的，包括运动习惯、姿势仪态、怀孕生产等原因，不过，某些疾病造成的水肿，也会影响下半身的身材。

臀部肥胖5大成因

臀部是女性储存脂肪的重点部位之一，如果平常懒得动、吃得多，自然臀部也会日益宽大。

1.遗传

家族性遗传体型或者是天生的宽大骨架，都会让臀部显得肥胖。

2.脂肪特性

身体的体脂肪容易囤积在此。

3.缺乏运动

肌肉组织“年久失修”，脂肪趁机而入造成肥胖。

4.生活习惯

“不动如山”的生活习惯，平时懒得起来走动，臀型也会日益“坐”大。

5.怀孕生产

妊娠期间，身体为哺育胎儿作准备，渐渐囤积热量，加上产后可能进补过度，热量无法消耗，脂肪自然留在身上，造成宽大的臀部。

大腿肥胖3大成因

大腿是另一处脂肪较多的部位，关于大腿肥胖，有人是纯粹脂肪多所致，也有不少人则是肌肉多、脂肪也多的混合型肥胖。

1.遗传

得自双亲的真传，可能有相似的腿型、肌肉或脂肪分布情况。

2.脂肪特性

大腿是脂肪细胞数量较多的部位。

3.缺乏运动

大腿肌肉缺乏运动锻炼，肌肉空间减少，脂肪组织相对增多。

小腿肥胖4大成因

小腿看起来粗壮，并不能完全怪罪脂肪。大多数人其实是肌肉肥大、而非脂肪量多形成的萝卜腿。除非是超重、体脂肪过多者，脂肪才会逐渐在小腿堆积。

1.天生体型遗传

决定小腿的天生曲线。

2.肌肉肥大

因运动锻炼肌肉，而让小腿肌肉群变大变粗。

3.脂肪堆积

过度肥胖或缺乏运动也会增加小腿的赘肉。

4.糖尿病、肝肾功能不佳者

疾病引起的水肿现象，造成小腿肥胖的错觉。

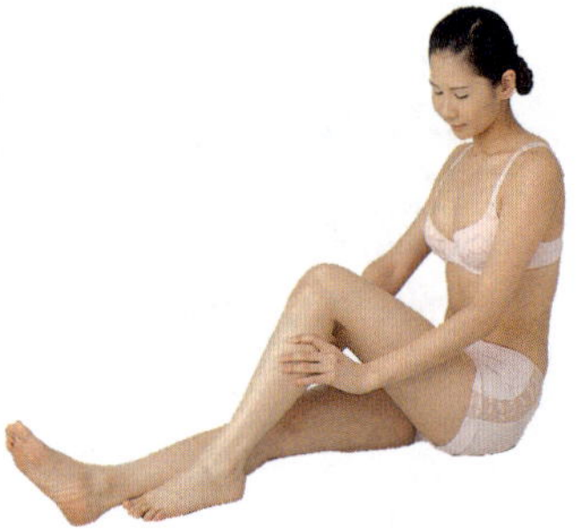

下半身真的太胖吗?

许多人常常觉得自己胖，事实真是如此吗?要评断肥胖与否，必须考虑个人的身高、骨架、体脂肪等因素，体重并不是唯一的测量标准。

尤其下半身肥胖并不全是体重的问题，也有许多人体重标准，下半身的赘肉却特别多。

要判断下半身是否太胖，最简单的方法就是目测下半身的曲线，你可以参考下页方法一的目测标准来检测自身的情况。

其次，你必须先掌握自己的身体状况，了解自己的标准体重、体脂肪率及BMI等参考值，才能设定减肥目标及维持身材。

另请参考方法二（p.121）的检测步骤计算自己的标准体重。

是脂肪，还是水肿?

水肿原因	水肿部位	居家护理
怀孕及经前的荷尔蒙变化	全身	可将腿部抬高，或穿着弹性袜
口服避孕药	全身	改换其他药物或避孕方式
营养不良	腹部	请教合格营养师，重新拟定健康饮食计划
肝病	腹部	戒酒，多休息
心脏衰竭	腿部	服用利尿剂，平时可将腿部抬高，或穿着弹性袜
早期肾脏疾病	脸部、全身	减少脂肪、蛋白质摄取量
甲状腺病患	全身	
淋巴道阻塞	局部肿大	

寻找理想身材的2大方法

1.完美下半身目测法

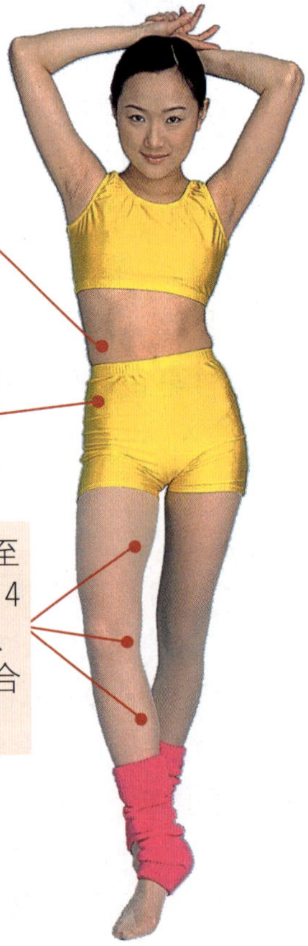

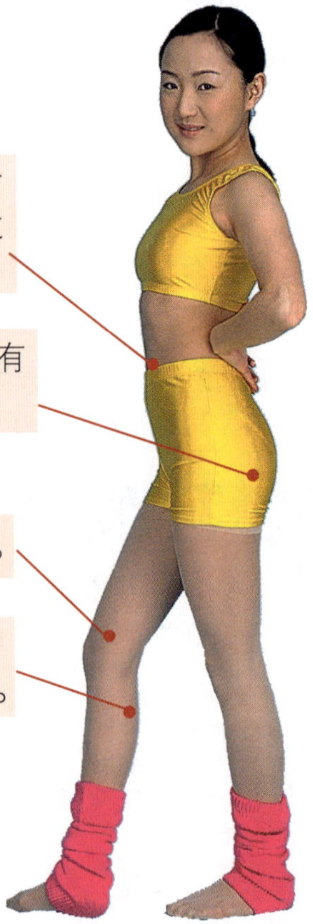

2.正确的检测观念与步骤

步骤1：计算标准体重

计算标准体重有许多种方法：

- 身高体重表；
- 成人理想体重范围；
- 身体质量指数。

这些方式求出的标准体重略有差距，都视为正常。

↓

步骤2：测量体脂肪率

体脂肪率是医界决定肥胖与否的重要指标，不能光由外表胖瘦来判断，必须经过仪器测量才能得知正确数据。

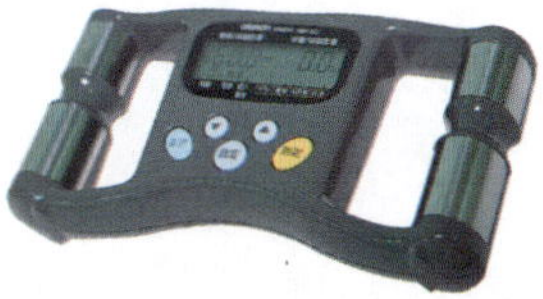

↓

步骤3：计算腰臀比

腰臀比是判定脂肪分布的指标之一，可将身材分为梨子型或苹果型。

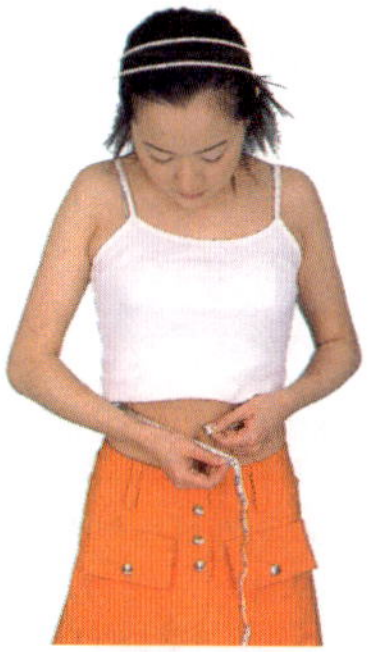

↓

步骤4：求出骨架大小

测量标准体重时也须考虑骨架的因素，依个人的骨架大小向上或向下修正标准体重。

↓

步骤5：参考局部尺寸

目前科学上并无下半身尺寸的标准数值，只有参考用的数值。

翘臀瘦腿的运动

“运动”是达成瘦身最安全有效的方式之一，不仅能燃烧脂肪，还能锻炼松弛的局部部位，想瘦哪里就瘦哪里，也不必担心节食可能耗损蛋白质，反而瘦到不该瘦的地方。

消除下半身的脂肪最有效的办法，就是持续进行瘦身效果佳的有氧运动，能消耗热量，如果能进行下半部运动较多的有氧运动，效果更好。

如果担心肌肉过于发达，务必在运动前充分暖身，运动后做做伸展操，让肌肉能放松。

下半身瘦身建议2大运动

1.有氧运动

只有借着持续性的有氧运动才能真正燃烧脂肪，如果你下半身的赘肉脂肪多，一定要以有氧运动的方式来消耗。

你可以选择的运动

游泳、慢跑、快走、骑脚踏车、有氧舞蹈、爬楼梯、登山健行等。

运动频率

每周三次、每次至少20~30分钟。如果能达到每周五次的运动量，对减肥的效果更好。

肌肉消耗热量高

虽然身上的肌肉和肥肉都是肉，不过，两者能为你消耗的热量却天差地别。平均而言，1千克的脂肪能消耗4卡，1千克的肌肉却能消耗75~125卡，足足多出了几十倍。

2.肌力运动

能锻炼局部肌肉，修饰曲线，让肌肉变得结实有弹性。

你可以选择的运动

伸展运动、瑜珈、健美操等。

运动频率

刚开始可以在有氧运动后进行，由每周三次渐渐增加至每周五次，甚至是天天运动，对瘦身更有效。

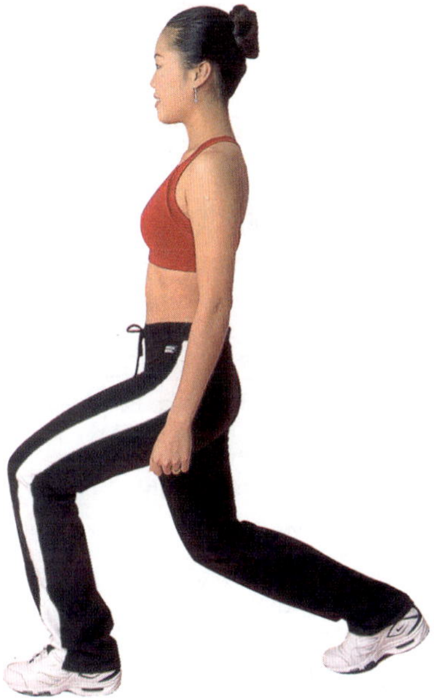

■早晨起床，多做一些伸展运动，可有效提升一天的新陈代谢。

何时运动瘦身效果最好?

运动时间的规划，必须看个人的生活作息而定，只要能维持固定的运动习惯，瘦身效果都很好，要是太刻意勉强自己改变作息，不易维持的情况下，反而更容易失败。

不过，理论上来说，早晨是瘦身效果最佳的运动时机，因为早晨是一天当中新陈代谢率的最低点，此时运动，不仅能提高新陈代谢率，也能在一整天中消耗更多的热量。

臀部雕塑运动

臀 部　大腿后抬

目　的 训练臀部肌耐力，修饰臀部线条。

运动叮咛
1.单脚后抬时，腹部用力保持背部稳定，腰部禁止做过度的后弯。
2.单脚后抬约20度。
3.动作不宜过快，保持约1秒1次动作。

运动次数 一边每回合20下，共做2回合，做完换边。

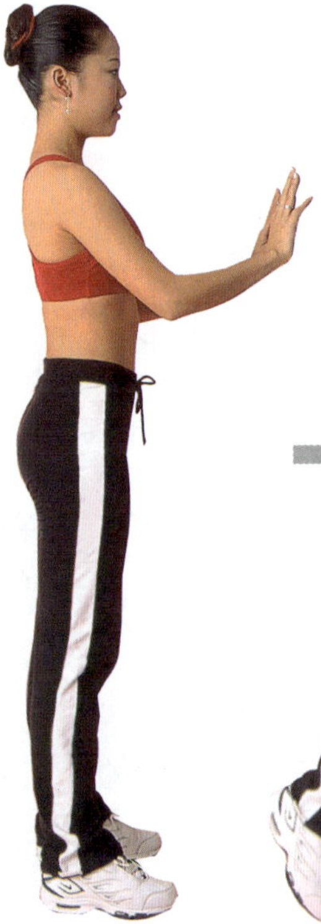

1 轻松站立，双手扶墙。

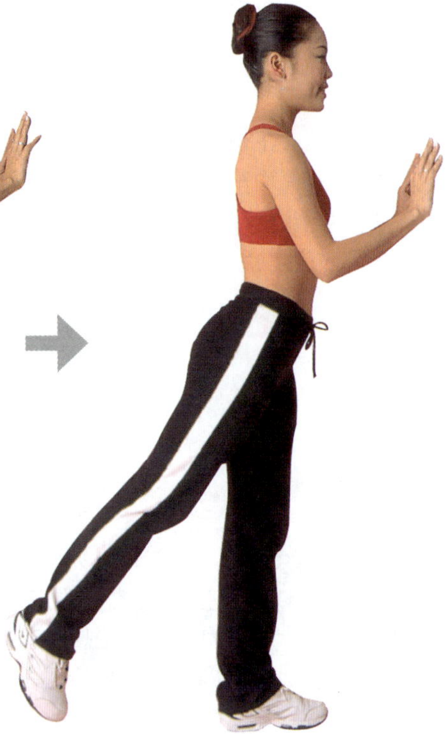

2 做单脚后抬，使臀部夹紧动作。

臀部

大腿侧抬

目的	训练侧臀部肌耐力，修饰臀部线条。
运动叮咛	1.上抬角度约45度。 2.动作不宜过快，保持约1秒1次动作。
运动次数	一边每回合20下，共做2回合，做完换边。

1

侧躺于地板上，左膝弯曲，左手弯曲枕在头下，右手撑在胸前的地面支撑身体。

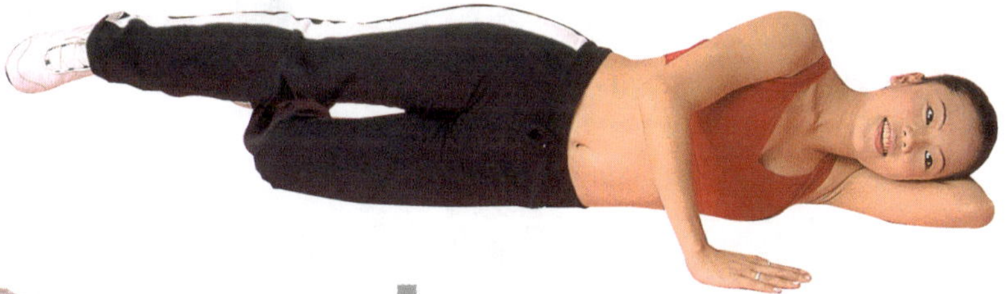

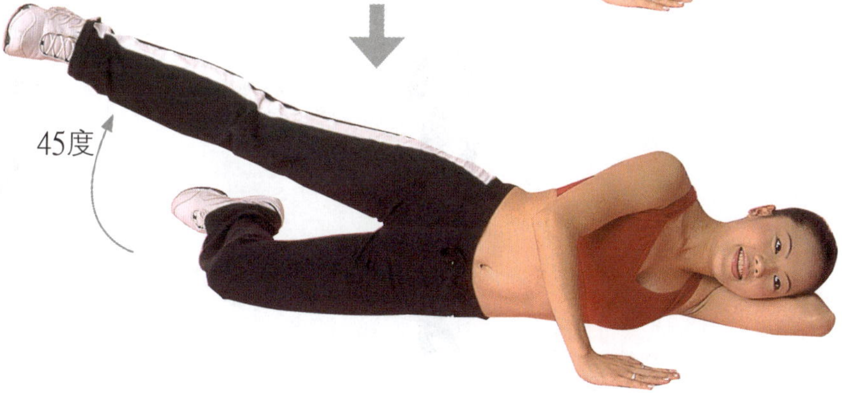

2

右脚伸直向上抬约45度，停留1秒后，再继续抬腿。

大腿雕塑运动

大 腿　前弓后箭

目　　的　修饰大腿线条。

运动叮咛　1.动作不宜过快，保持约1秒1次动作。
2.脚尖不要往内或往外，膝盖弯曲时不要超过脚尖。

运动次数　左、右脚各重复20~35次。

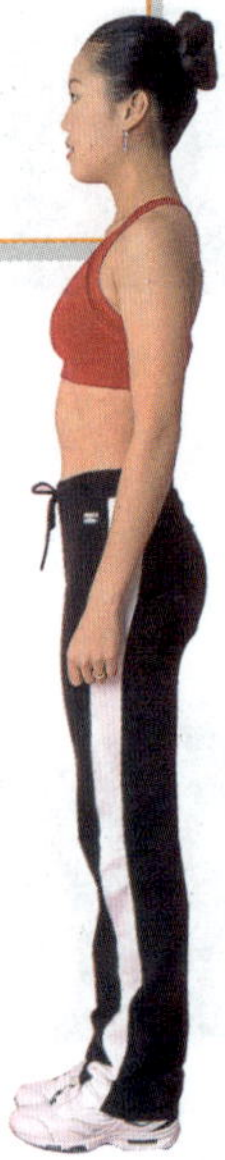

1

两脚平行，
脚尖朝前。

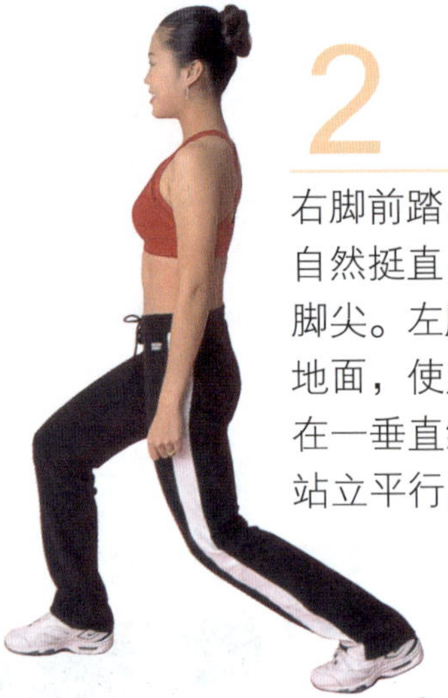

2

右脚前踏，臀部下降，脊椎自然挺直，右脚膝盖不超过脚尖。左膝微弯，膝盖指向地面，使肩膀、髋部及膝盖在一垂直线上后，收回右脚站立平行。

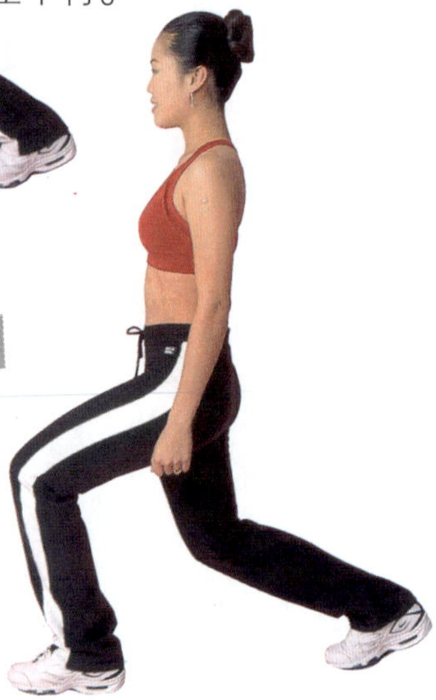

3

换左脚重复步骤2的动作。

大腿

前弓后箭加强版

使用道具 2个装满水的保特瓶。

目　　的 修饰大腿线条。

运动叮咛 1.动作不宜过快，保持约1秒1次动作。
2.脚尖不要往内或往外，膝盖弯曲时不要超过脚尖。

运动次数 左、右脚各重复20～35次。

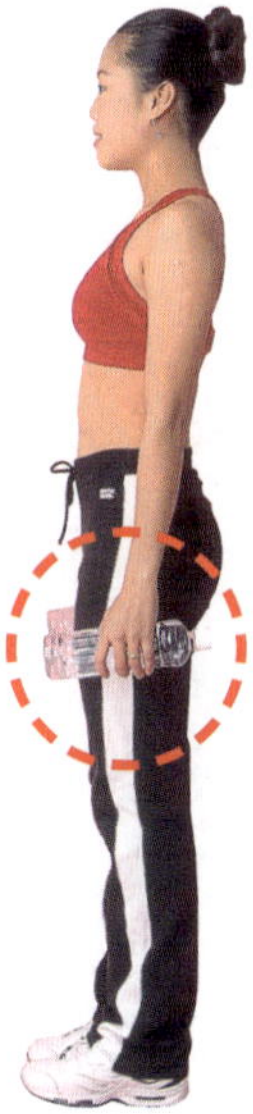

1

两脚平行，脚尖朝前，双手各握一个保特瓶，手保持垂直，肩膀放松挺立，背部伸直。

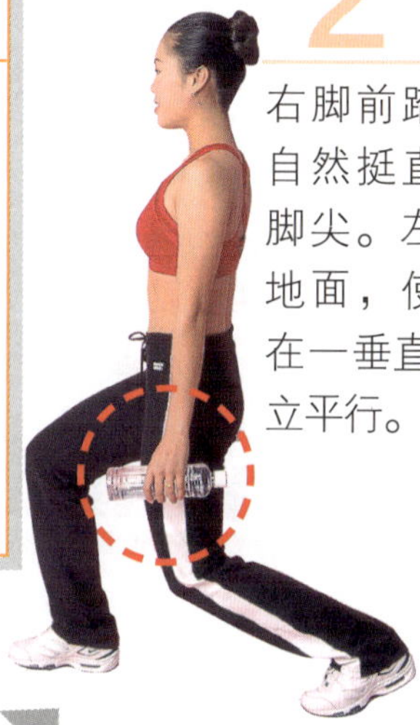

2

右脚前踏，臀部下降，脊椎自然挺直，右脚膝盖不超过脚尖。左膝微弯，膝盖指向地面，使肩膀、髋部及膝盖在一垂直线上后，收回右脚站立平行。

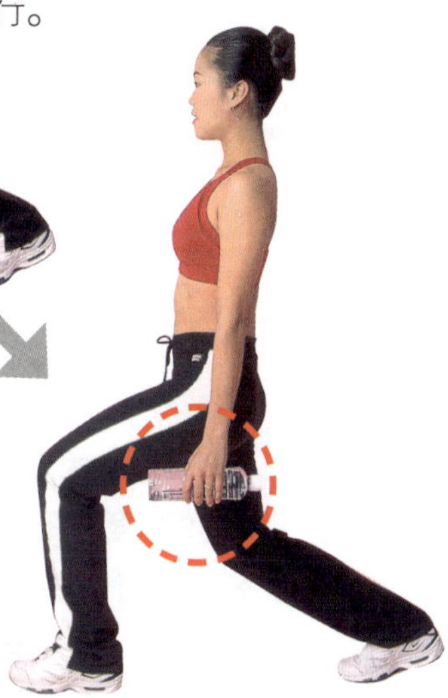

3

换左脚重复步骤2的动作。

大腿 大腿内夹

使用道具	有靠背的椅子。
目　　的	修饰大腿内侧肌群。
运动叮咛	1.动作不宜过快，保持约1秒1次动作。 2.背须伸直，自然呼吸，勿闭气。
运动次数	每回合20下，共做2回合。

1

臀坐椅子前三分之一，背后倾20度，双手扶椅子两侧。

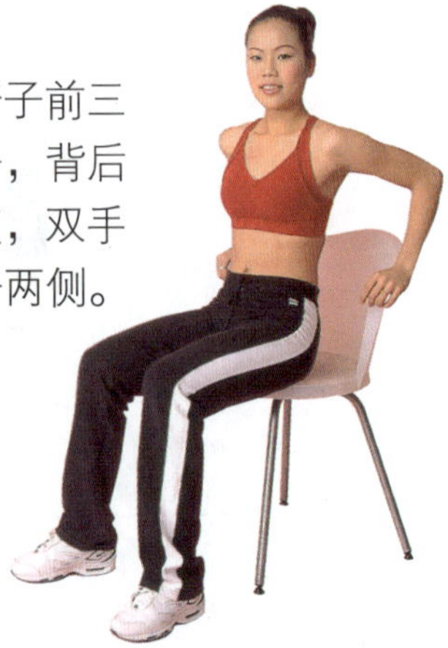

2

两脚悬空、膝关节弯曲90度，做夹腿动作。

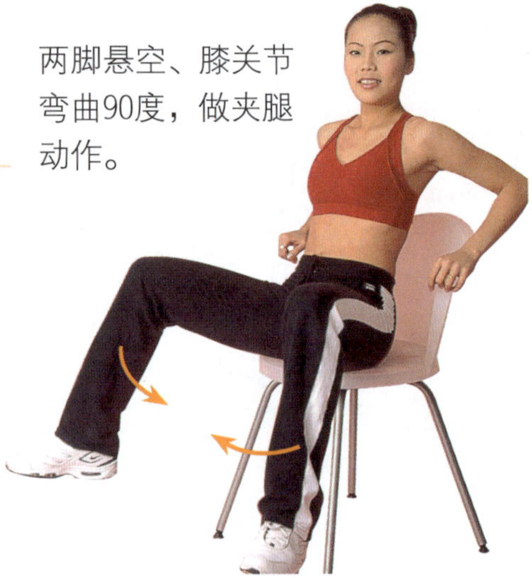

3

双脚合并后再打开，重复步骤2。

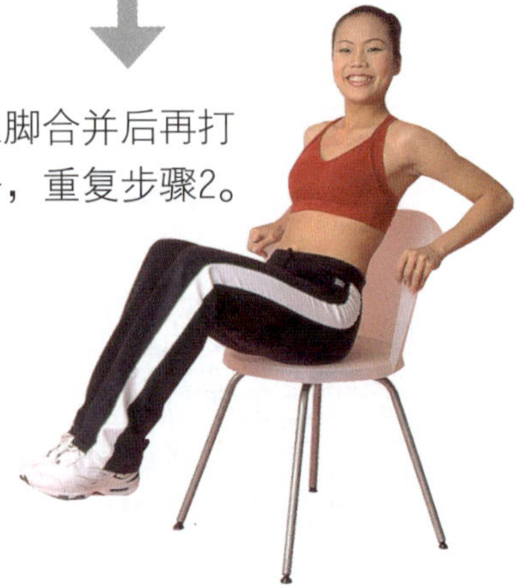

大腿

徒手蹲

使用道具	椅子。
目　　的	增加腿部肌耐力，修饰腿部线条。
运动叮咛	1.动作不宜过快，保持约1秒1次动作。 2.身体勿前倾太多，膝关节弯曲时不超过脚尖。
运动次数	每回合20下，共做2回合。

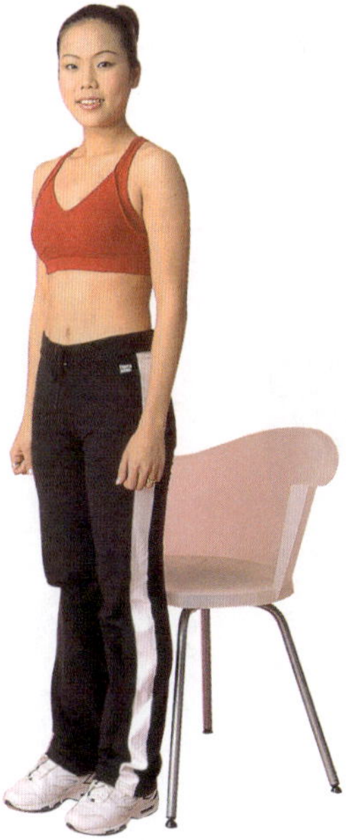

1

双脚与肩同宽。

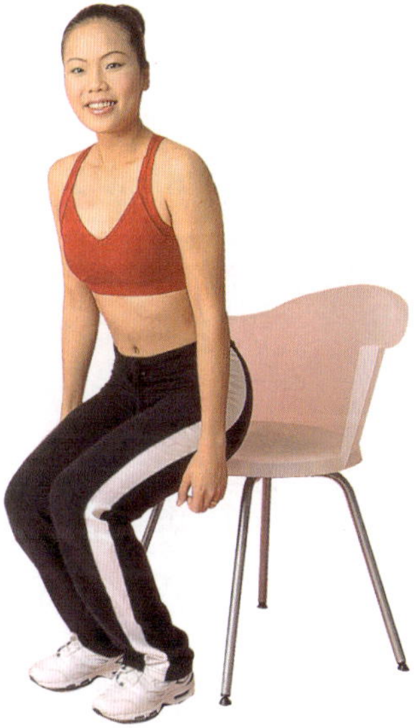

2

下蹲时臀部向下轻碰椅子再站起。

小腿雕塑运动

小腿 踮脚

目的 加强小腿肌耐力，修饰小腿线条。

运动叮咛 1.动作不宜过快，保持约1秒1次动作。
2.身体重心保持直立，肩膀放松，臀部不要往后翘。

运动次数 每回合20下，共做2回合。

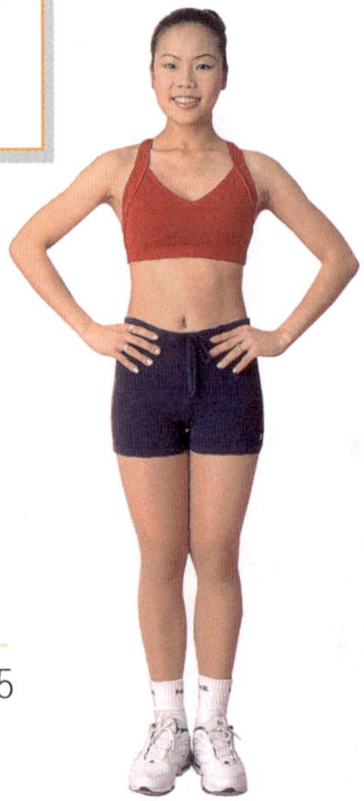

1

双脚平行微开45度，手叉腰。

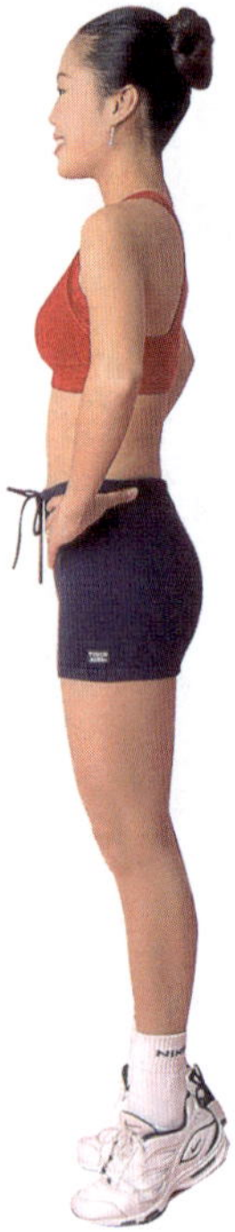

2

由脚尖使力，脚跟踮起，膝关节呈伸直状态，再下降脚跟碰地，完成整体动作。

小腿　金鸡独立

目　的	修饰小腿线条。
运动叮咛	动作不宜过快，保持约1秒1次动作。
运动次数	一边每回合20下，共做2回合，做完换边。

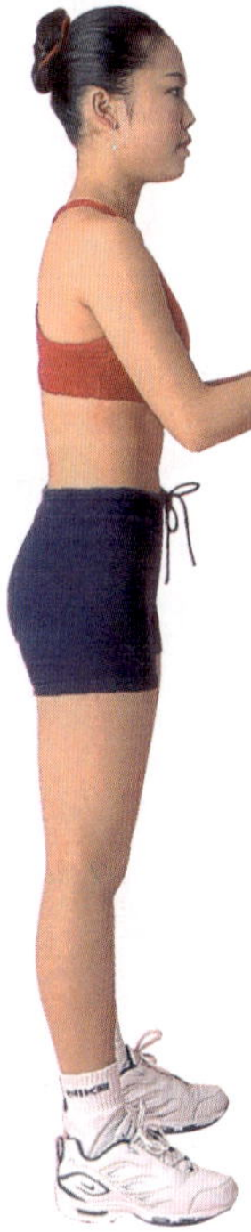

1

站立双手扶墙。

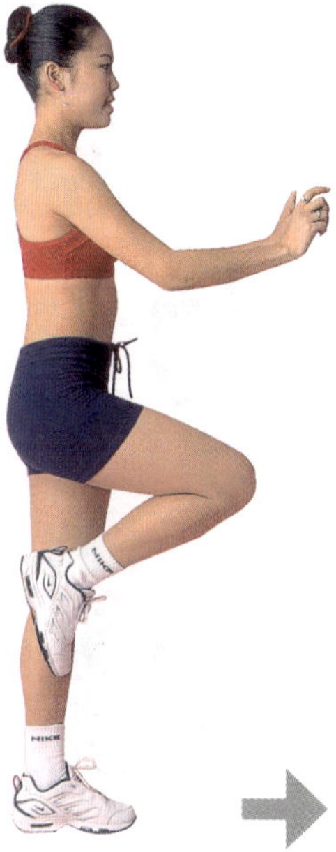

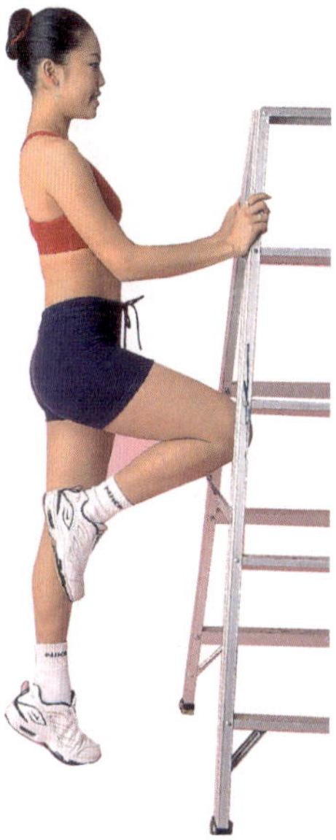

2

右脚抬起，轻贴左脚小腿上，保持身体直立，左脚跟踮起，放下即完成动作。

下半身按摩DIY

方法一 消除臀侧赘肉

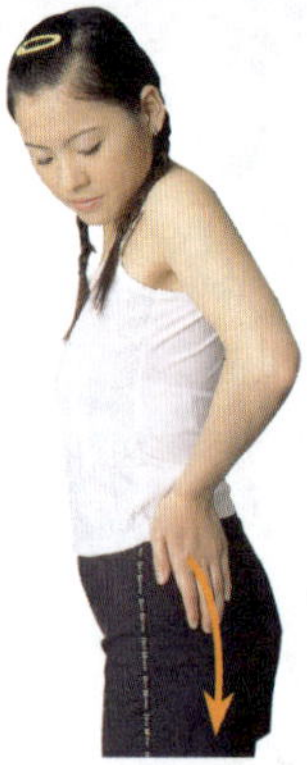

1

双手置于腰旁的臀部两侧。

2

双手手掌、指腹服贴侧臀，慢慢向下按摩至大腿位置，再向上回到原点。

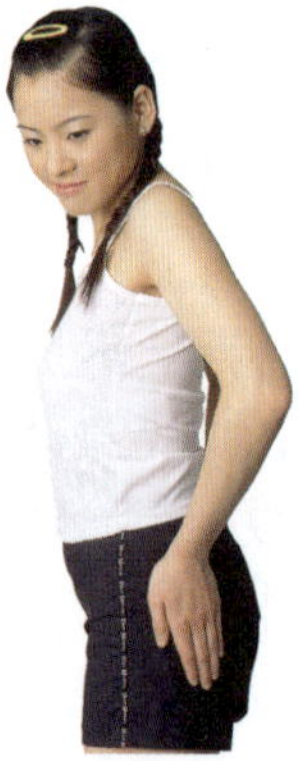

3

来回动作10～20次。

方法二 改善臀部下垂

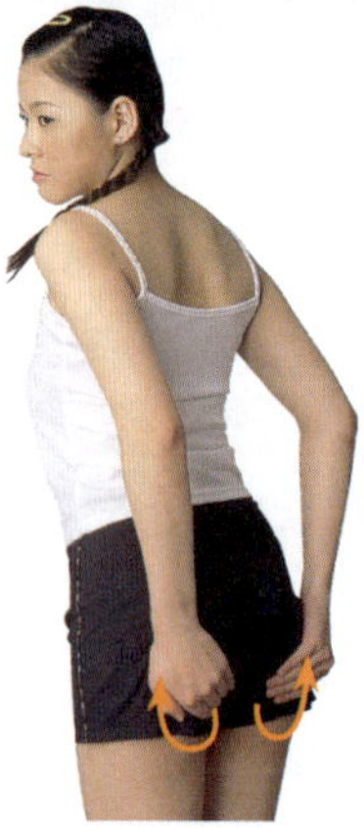

1

双手置于臀部下缘，以手掌包住臀部。

2

双手向上带至臀部中央，以手掌和指腹的力量向上按摩，再回到原点。

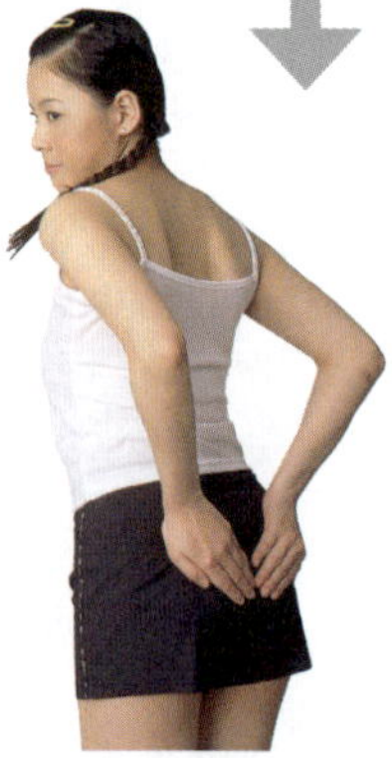

3

来回动作10～20次。

方法三 消除大腿外侧赘肉

1 双手放在同一膝盖上。

2 手掌、指腹服贴大腿，以画圈的方式向上按摩整个大腿，再回到原点。

3 重复动作10~15次后，再换腿按摩。

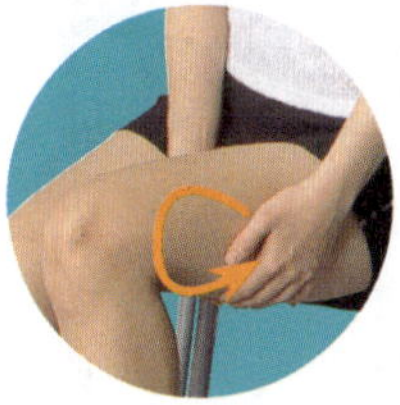

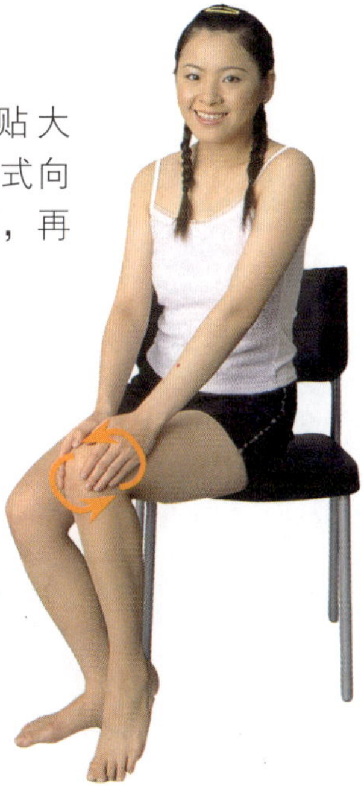

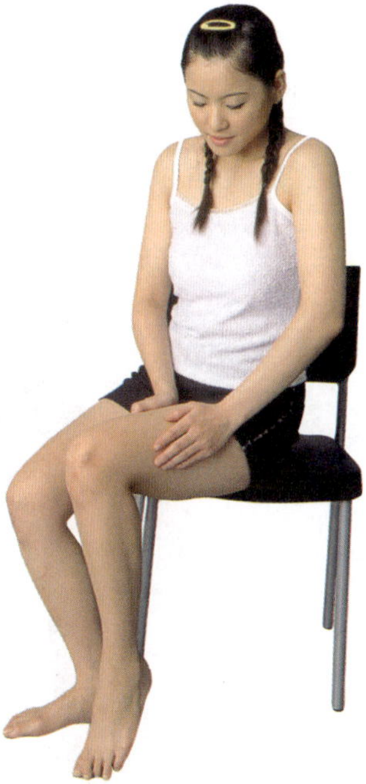

方法四 消除大腿外侧赘肉

2 手掌、指腹服贴大腿，以画大圈的方式按摩整个大腿部位。
重复动作10～15次，再换腿按摩。

1 双手置于同一大腿的外侧。

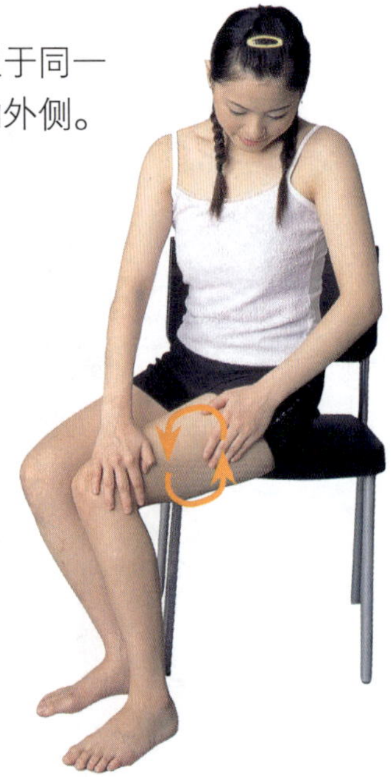

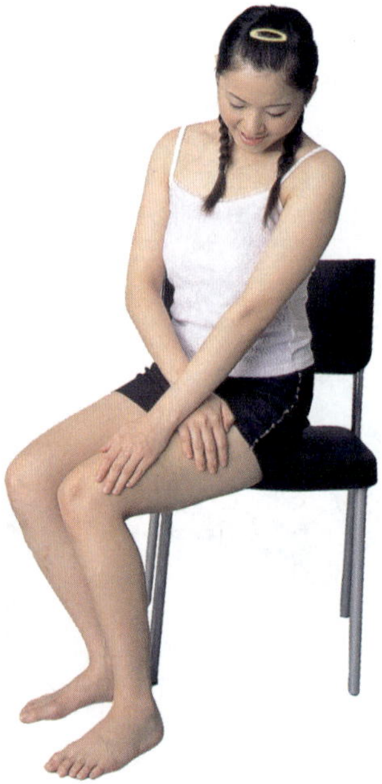

方法五 消除大腿内侧赘肉

1 双手置于大腿内侧。

2 双手指腹稍微用力轻捏大腿内侧，由下往上进行按摩。

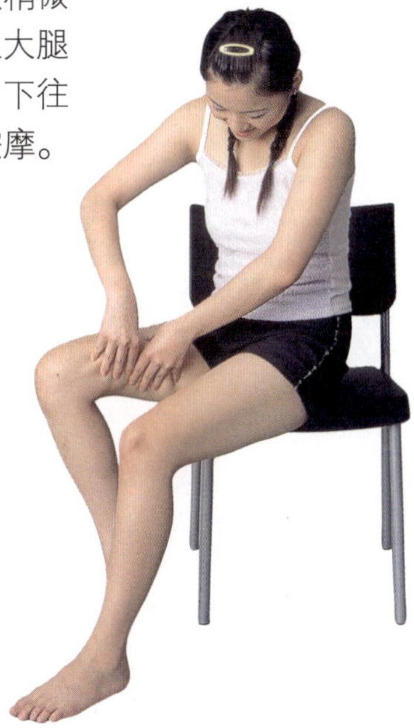

3 重复步骤2动作10～15次后，再换腿按摩。

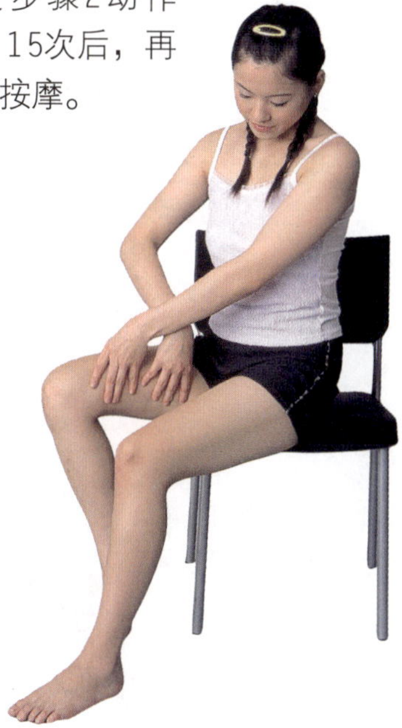

方法六 消除大腿内侧赘肉

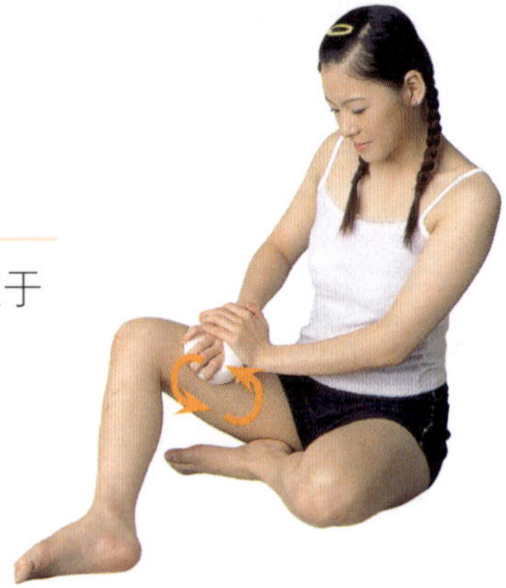

1

手拿按摩器置于大腿内侧。

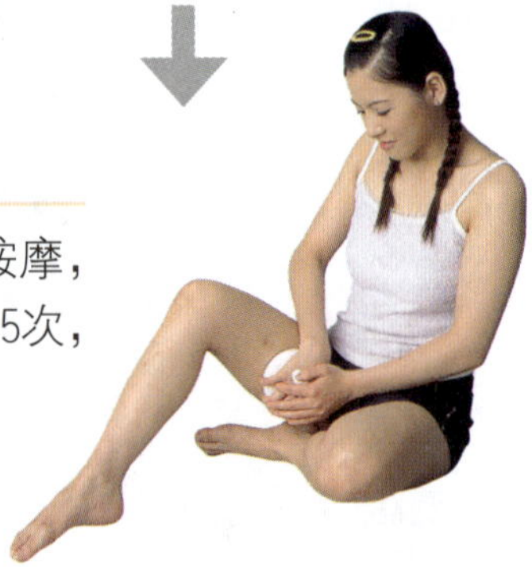

2

以画圈的方式按摩，重复动作10～15次，再换腿。

方法七 消除小腿赘肉

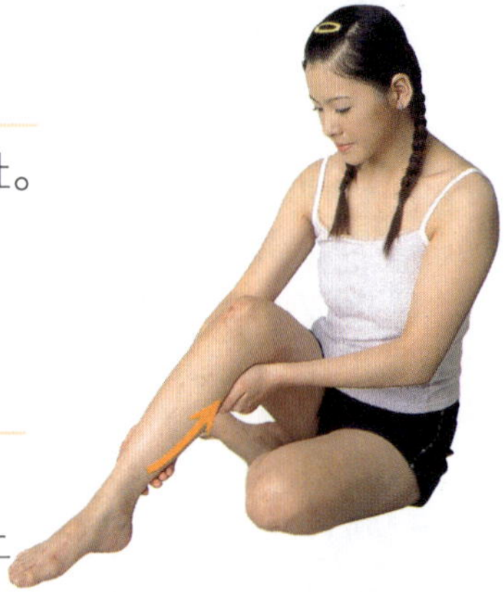

1

双手置于小腿肚。

2

手掌包住小腿，以手掌由下往上轻捏小腿肚。

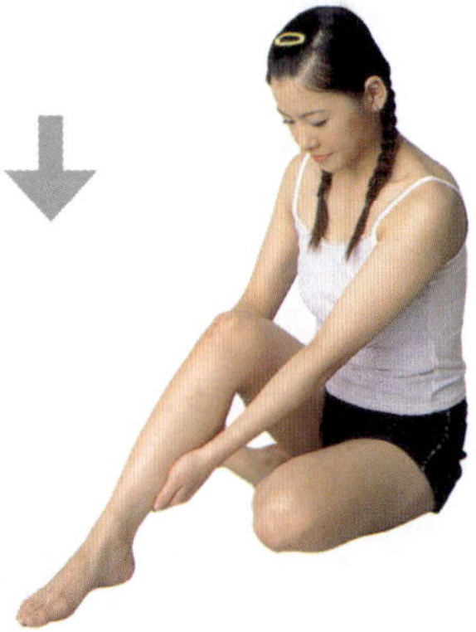

3

重复动作10～15次后，再换腿。

方法八　消除小腿赘肉

1　双手置于脚踝上方。

2　以手掌、指腹服贴小腿肚侧方，向上按摩，再回到原点。

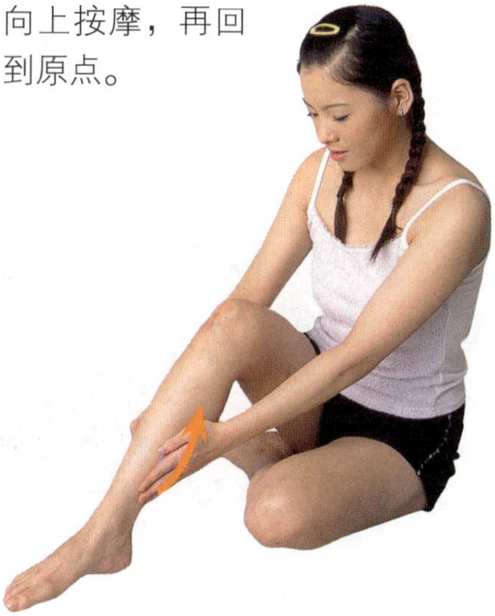

3　重复动作10～15次后，换腿再做。

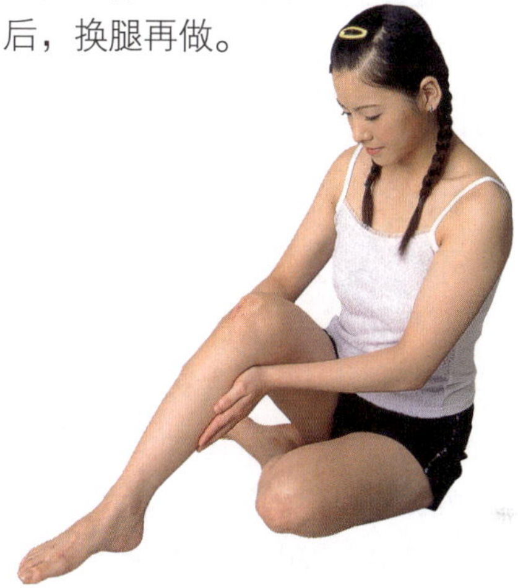

1 200卡窈窕瘦身餐

许多人以为低糖、低脂的食物都令人难以下咽，如果你也这么想，可就大错特错啰！

以下食谱将改变你对减肥餐的看法，营养师设计了一天1 200卡的瘦身餐，有汉堡、通心面、咖喱饭等三日食谱，简单的烹调方式就能让你享受美味的瘦身料理，不妨动手试试看吧！

减肥时最好完全不吃脂肪?

错!虽然脂肪是高热量的来源，但千万不能为了快速瘦身而完全不吃脂肪，当身体缺乏脂肪时，不仅免疫系统变差，新陈代谢也会失调，反而影响健康，就算是超低脂餐也必须在专业医师和营养师的监督下进行。减肥时减少的应该是肥肉、甜点、零食等脂肪来源，并适当补充花生、芝麻等坚果类。

改吃素是否能减肥?

理论上，素菜的确是比肉类的热量低，但烹调时若加了过量的油脂，吃了太油腻的素菜，还是会发胖的。

因此要改变的不止是饮食的选择，烹调的方法也是成功减重的关键。

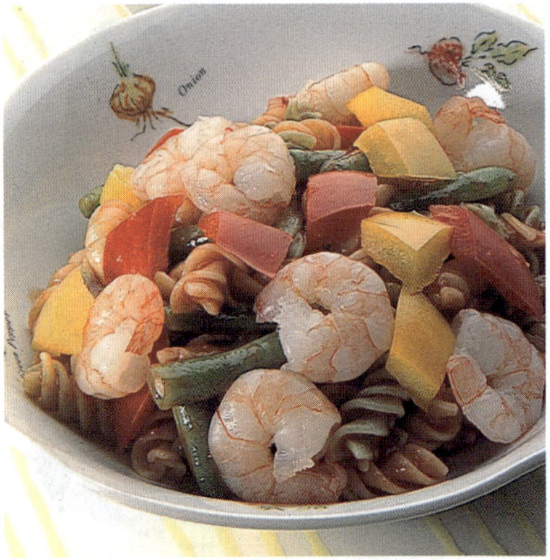

■千万别以为不吃正餐就能减肥，错误的饮食观念常让减重计划提前阵亡。

食谱设计、营养分析及示范制作：营养师谢宜芳

第1天 早餐

热量	358.5卡
糖类	47.5克
蛋白质	17.9克
脂肪	10.1克

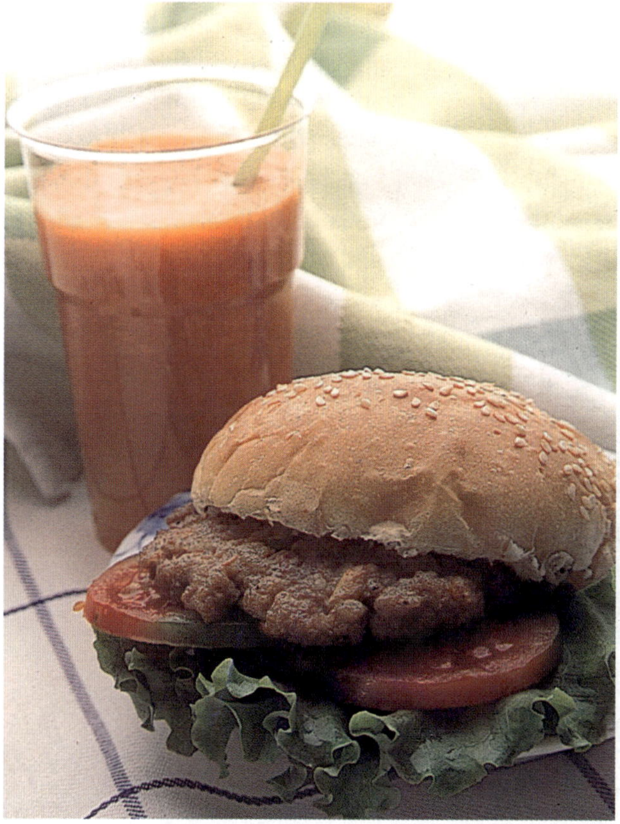

■猪肉堡

材　料｜汉堡包1个；猪绞肉60克；番茄20克；洋葱10克；生菜20克

调味料｜盐少许；胡椒少许；番茄酱少许

做　法｜1.猪绞肉加入切碎的洋葱、胡椒、盐调味拌匀。

2.起油锅，将猪绞肉压成扁平圆形放入锅中，煎至两面金黄色即可。

3.汉堡包由侧面切开，放入生菜、猪肉饼、切片番茄及淋上番茄酱即可。

■健康蔬果汁

材　料｜胡萝卜150克；小苹果半个；蜂蜜少许

做　法｜1.苹果去皮、去籽，与洗净去皮的胡萝卜放入果汁机中榨汁。

2.加少许蜂蜜调味即可。

第1天 午餐

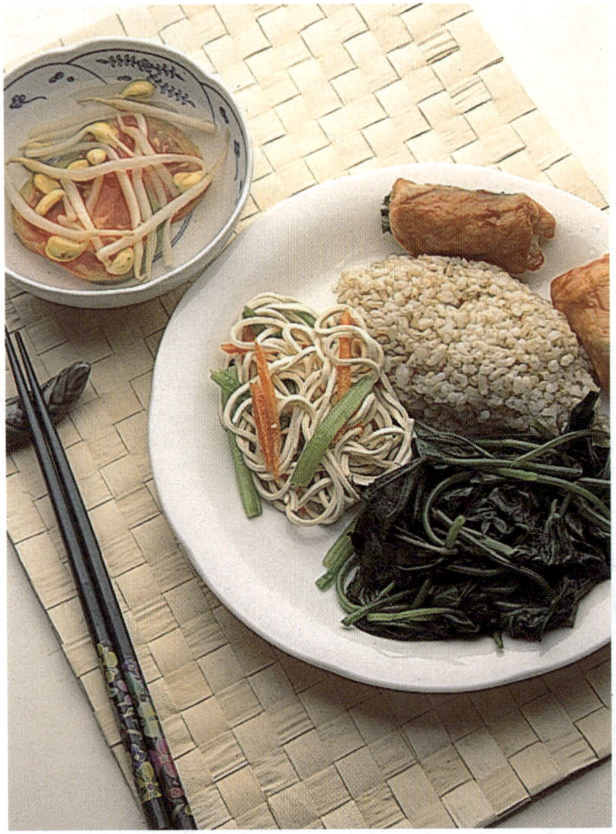

热量	415.5卡
糖类	42.5克
蛋白质	25.7克
脂肪	15克

■鸡肉卷饭

材　料｜煮熟糙米饭120克；鸡胸肉60克；葱10克；地瓜叶60克；芹菜15克；胡萝卜5克；白干丝20克

调味料｜酱油、酒、胡椒各少许；白麻油1茶匙

做　法｜1.鸡胸肉切薄片，拍打后加入酱油、酒、胡椒，腌10分钟卷入切好的葱段，放入烤箱约20分钟，烤至金黄色即可。

2.胡萝卜洗净去皮、芹菜洗净切细丝，与白干丝汆烫后，拌入白麻油即可。

3.地瓜叶汆烫，摆盘淋上酱油即可食用。

■番茄豆芽汤

材　料｜番茄20克；黄豆芽20克；盐少许

做　法｜所有食材洗净；番茄切大丁与黄豆芽入水中烹煮，煮沸后加盐调味即可。

第1天
晚餐

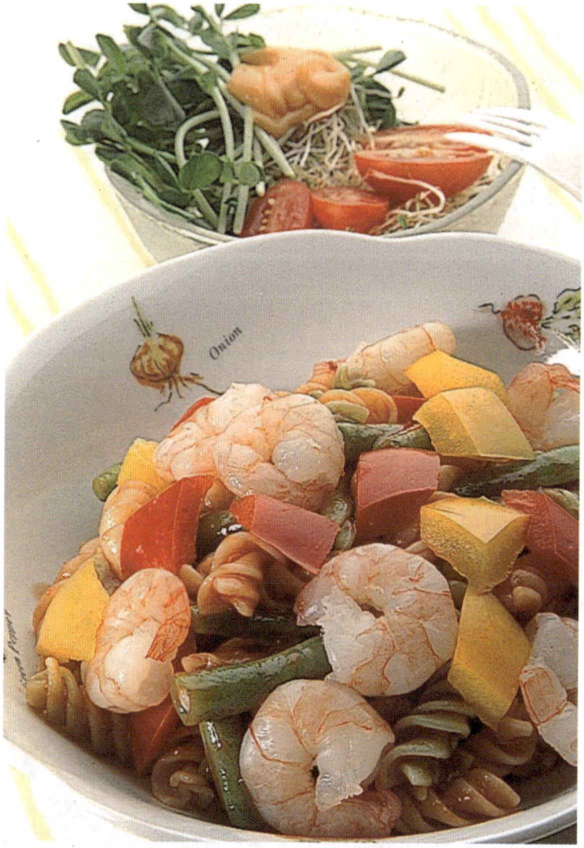

热量	393卡
糖类	39.5克
蛋白质	20克
脂肪	16克

■茄汁通心面

材　料｜通心粉70克；虾仁60克；四季豆50克

调味料｜番茄酱5茶匙；淀粉少许

做　法｜1.通心粉煮熟后以冰水浸泡，捞起放入盘中。
2.虾仁、四季豆汆烫后放在盘上。
3.番茄酱加少许水稀释，勾薄芡，淋在通心面上即可。

■蔬菜色拉

材　料｜小番茄20克；苜蓿芽20克；豌豆苗10克；千岛色拉酱2茶匙

做　法｜小番茄、苜蓿芽、豌豆苗用开水洗净后，放入碗中，淋上千岛色拉酱即可。

第2天 早 餐

热量	400卡
糖类	70克
蛋白质	16克
脂肪	5克

■寿司

材 料 | 寿司饭200克；芦笋80克；低脂肉松20克；紫菜1张

调味料 | 白醋、糖各少许

做 法 | 1.寿司饭加糖、醋拌匀备用。
2.紫菜上先铺寿司饭，再放上芦笋、肉松卷起来即可。

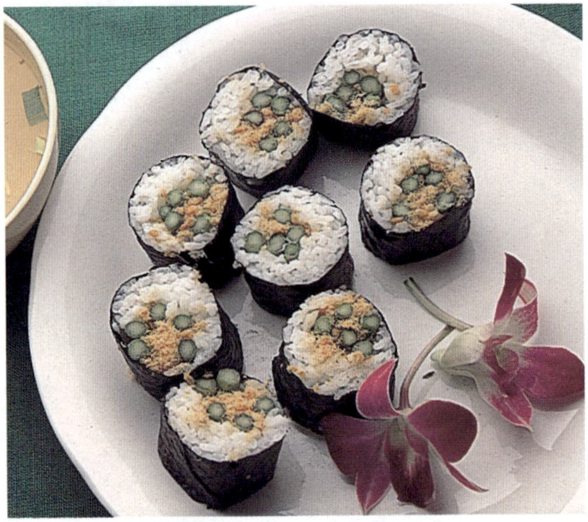

■味噌汤

材 料 | 味噌15克；葱花5克；豆腐少许

做 法 | 味噌放入水中煮沸后，加入豆腐、撒上葱花即可。

第2天 午 餐

热量	172卡
糖类	18.8克
蛋白质	13克
脂肪	5.1克

■海鲜蒟蒻面

材 料 | 蒟蒻面200克；墨斗鱼20克；鱼板2片；蛤蜊30克；旗鱼片30克；菠菜60克；生香菇15克；高汤块1小块；盐少许

做 法 | 1.所有食材洗净；墨斗鱼、鱼板、蛤蜊、旗鱼片、菠菜、生香菇氽烫后备用。
2.高汤块放入水中煮沸，放入蒟蒻面及其他材料煮沸后，加入盐调味即可。

水 果 | 柳丁1个

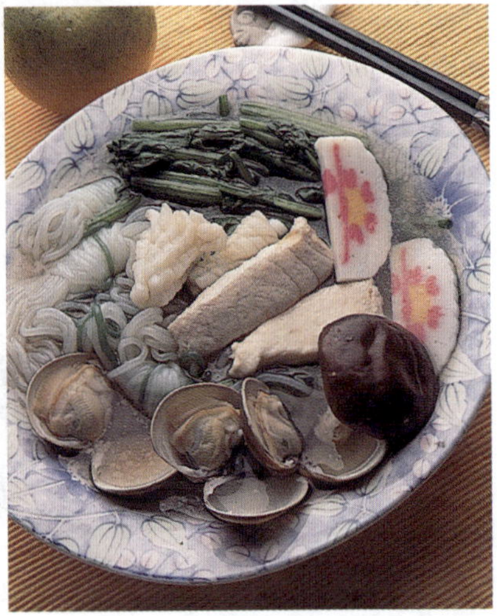

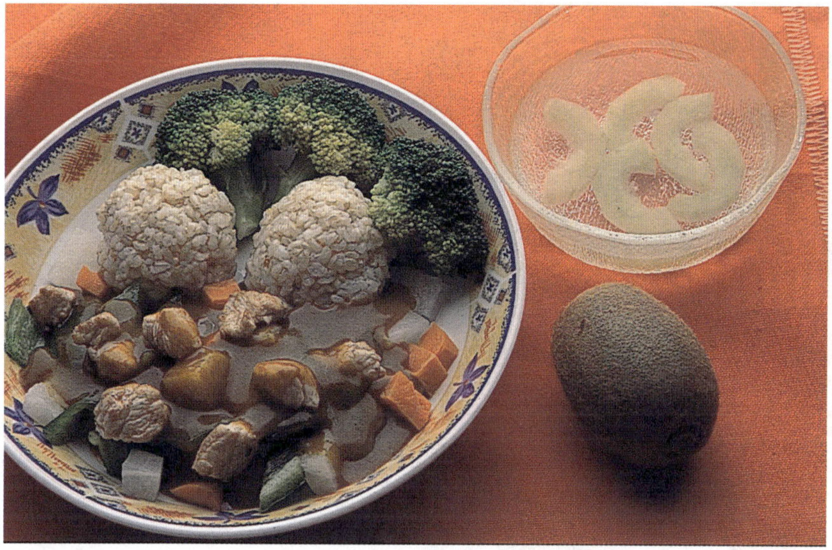

第2天
晚餐

热量	378卡
糖类	61克
蛋白质	13.8克
脂肪	8克

■咖喱饭

材　料｜糙米饭120克；胡萝卜15克；白萝卜75克；青椒40克；鸡胸肉30克；青花椰菜40克

调味料｜咖喱粉、淀粉各少许

做　法｜1.胡萝卜、白萝卜洗净去皮切丁；青椒洗净切丁，氽烫后备用。

2.鸡胸肉切丁，起油锅略炒，加水及咖喱粉再用淀粉勾芡，加入做法1材料拌炒后，淋在饭上。

3.青花椰菜氽烫后，摆在旁边即可。

■大黄瓜汤

材　料｜大黄瓜30克；高汤块1小块；盐少许

做　法｜大黄瓜洗净削皮切薄片，加入高汤块一起烹煮后，加入盐调味即可。

水　果｜奇异果1个

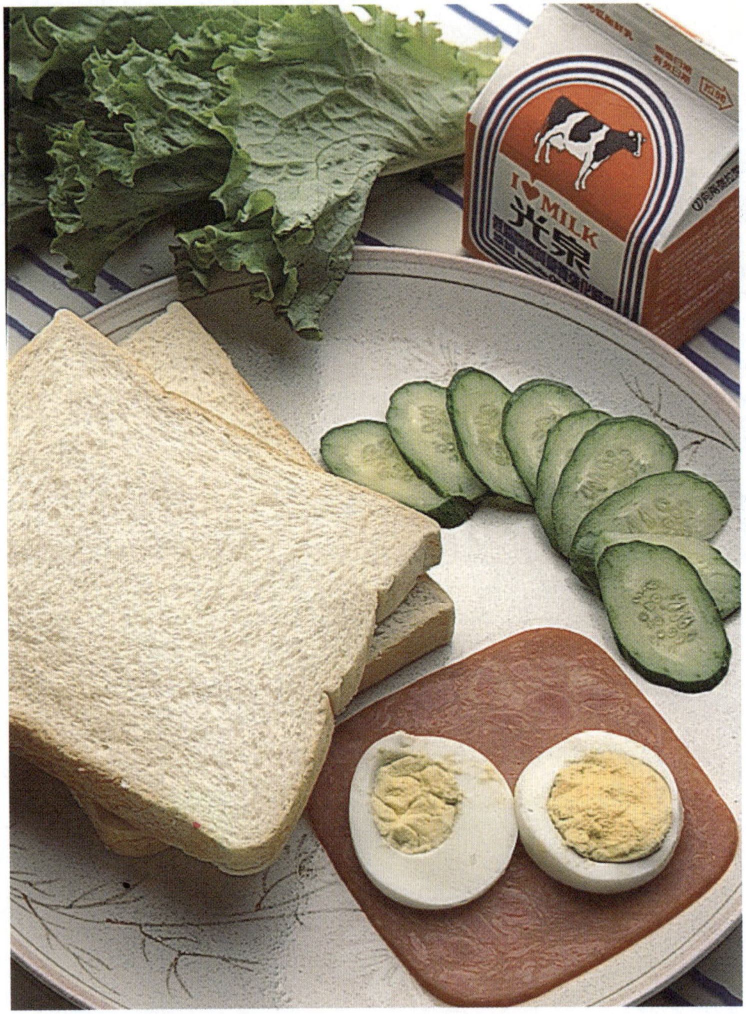

第3天
早　餐

■火腿三明治

材　料｜全麦吐司50克；火腿1片；水煮蛋1/2个；小黄瓜20克；番茄酱少许

做　法｜小黄瓜洗净切细丝，吐司内夹火腿、切片水煮蛋、小黄瓜，加上少许番茄酱即可。

■低脂鲜奶240毫升

热量	340卡
糖类	45.5克
蛋白质	19.2克
脂肪	8克

第3天
午　餐

热量	370卡
糖类	62.5克
蛋白质	14.7克
脂肪	6克

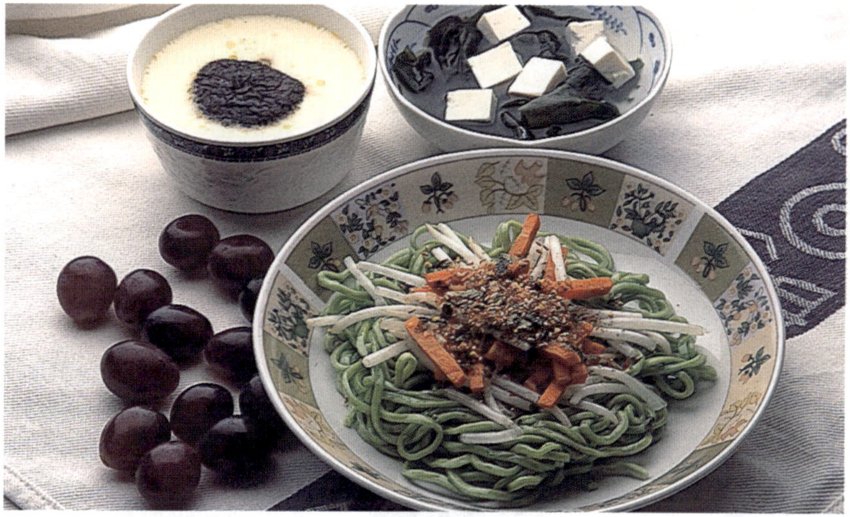

■荞麦凉面

材　料｜荞麦面70克；三岛香松少许；豆芽40克；胡萝卜10克；香菇酱油2大匙

做　法｜1.荞麦面煮过，放入冰水中浸泡后，捞起放入盘中，撒上三岛香松。
2.豆芽洗净去头尾，胡萝卜洗净去皮切丝汆烫后摆在旁边。
3.食用时淋上香菇酱油即可。

■茶碗蒸

材　料｜蛋1个；香菇1朵

做　法｜取一个碗后，将蛋打散，加入适量的水；香菇洗净切丝，放入碗中，蒸20分钟即可。

■海带芽豆腐汤

材　料｜海带芽少许；盒装豆腐25克；盐少许

做　法｜海带芽洗净，豆腐切小丁，放入水中煮沸，加盐调味即可。

第3天 晚 餐

热量	439卡
糖类	44克
蛋白质	23克
脂肪	18克

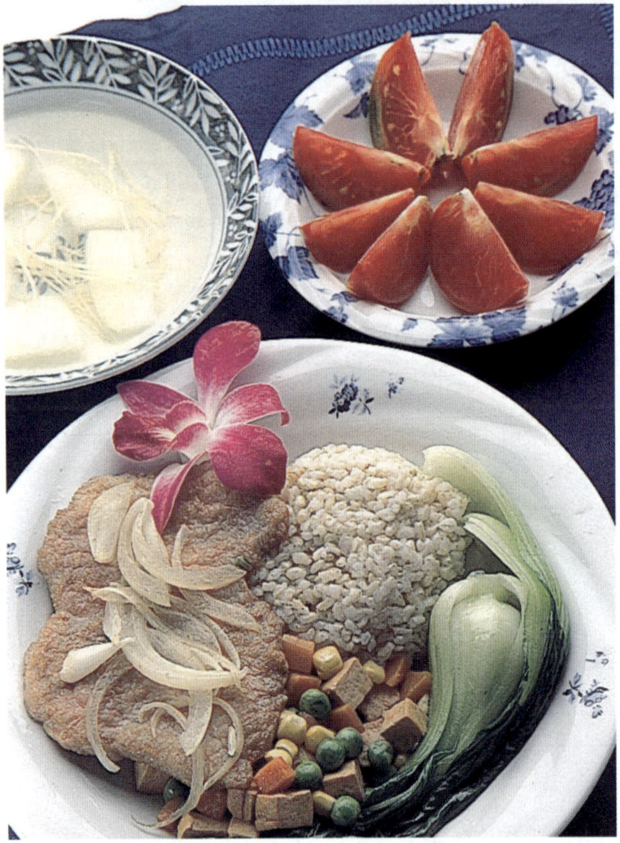

■猪排饭

材　料｜糙米饭120克；去脂猪里脊肉片70克；洋葱15克；混合蔬菜40克；豆干丁20克；青江菜50克

调味料｜酱油、油、黑胡椒粒各少许

做　法｜1.猪里脊肉片拍打后用酱油、酒、黑胡椒粒腌15分钟；洋葱洗净切丝备用。

2.起油锅放入猪里脊肉片，煎至两面呈金黄色，放入切丝洋葱，过炒后一同起锅。

3.起油锅炒混合蔬菜、豆干丁，盛起装盘。

4.青江菜汆烫后摆在旁边即可。

■冬瓜汤

材　料｜冬瓜50克；姜丝10克；高汤块1小块；盐少许

做　法｜冬瓜洗净去皮切薄片，与姜丝、高汤块同煮，加盐调味即可。

水　果｜番茄100克

下半身不肥胖保健法

对女性而言，下半身可说是脂肪囤积、赘肉增生的大本营，要是一不留心放纵食欲、疏于锻炼，日积月累下来，造就“变形”的下半身，就必须花费更多的心力，找回完美身形。

除了脂肪堆积型的肥胖，也有因水分代谢较差形成的水肿型肥胖，这两种类型的下半身肥胖，都可以通过日常保养而避免。

你可以参考以下的建议，作为平常家居时预防下半身肥胖的健美原则，或者同时参考前文所述的饮食、运动、按摩等各种瘦身方法，不仅发胖者可以瘦身，怕胖者也能用来预防下半身肥胖。

塑造性感下半身4大对策

1.节制饮食

- 摄取营养均衡、热量适当的饮食，避免消耗不完的热量囤积在身上。
- 不要摄取过多的盐分，以免体内水分不易排出，造成浮肿。

2.固定运动

- 最好能培养固定的运动习惯，像是走路、游泳、跑步等有氧运动。
- 每天进行局部伸展操，能有效预防下半身肥胖。

3.生活习惯

- 找机会多走路，例如坐公交车提早一站下车等。
- 每天睡前双腿贴墙倒立或者睡觉时垫高腿部，能避免浮肿。

4.按摩DIY

每天洗澡后按摩瘦身穴道至少10分钟，能预防下半身肥胖。空闲的时间也可以按压，效果更好。

1

以大拇指按压膝盖后方内侧的“阴谷”穴，能排除水分。

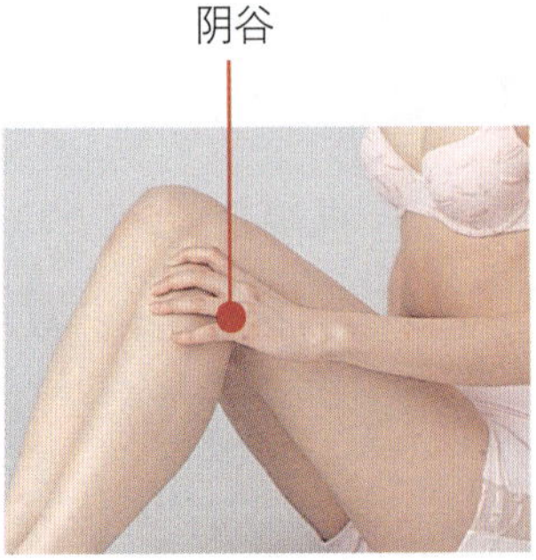

2

两手拇指按压脚掌中间的“涌泉”穴，可消除浮肿、调整内脏机能。

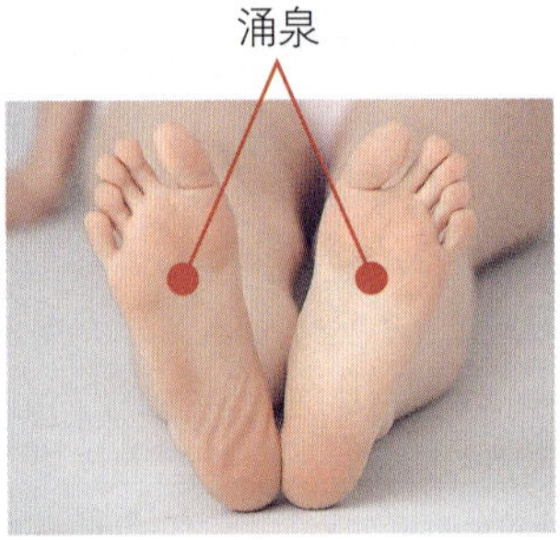

3

以大拇指按压臀部下缘中央部位的“承扶”穴。

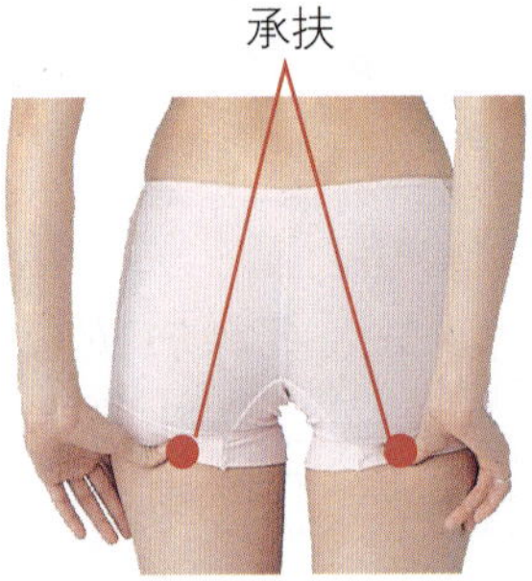

4

两手拇指按压小腿肚中间的“承山”穴。

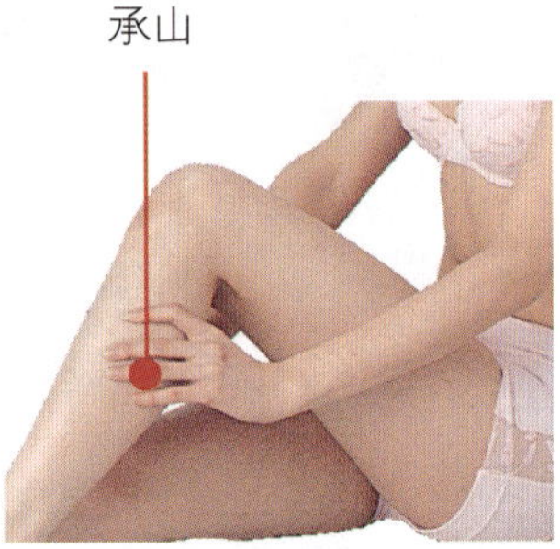

5

两手拇指按压膝盖后方中间的“委中”穴。

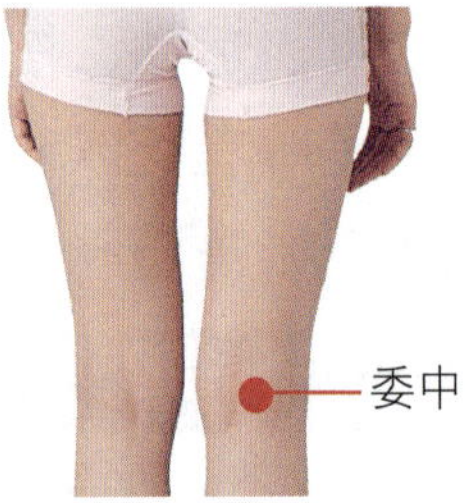

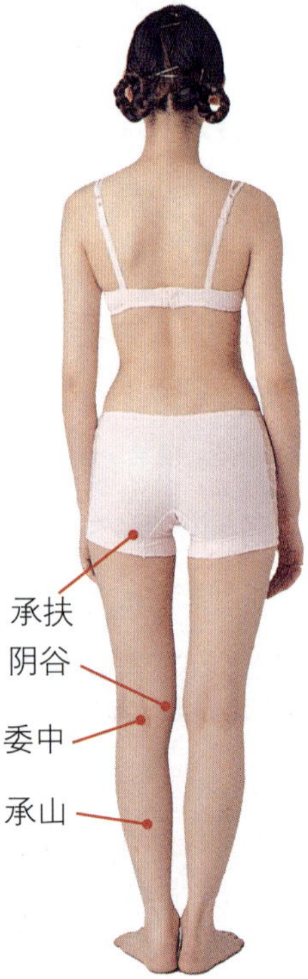

下半身纤瘦穿着加分法

是否觉得自己臀部太大、大腿太粗、小腿太短，以致漂亮的衣服统统压箱底?

其实，正确的衣着观念，是根据个人的体型、身段、性格等条件，选择和自己最“速配”的服装，绝非一味追逐时尚潮流，硬把自己塞进流行的制服中，毫无个人风格。

拥有完美身材的人是少数，巧妙搭配服饰，也可呈现窈窕的身段。专家建议，利用不同款式的衣裳和配件来修饰身材，能让自己看起来更瘦，即使在减重过程中，只要注意穿扮的技巧，也能将自己打扮得亮丽出色。

不过，特别提醒的是，千万别挑选和自己尺码相差过多的衣裳，太大或太小的服装都会显得胖，也不要刻意选择会露出赘肉的服装，自暴其短。

下半身衣着加分法

1.臀 部

身材特征

臀部宽大丰润，赘肉多而下垂。

衣着修饰重点

选择较硬挺的布料，并以直线或肩部稍宽的剪裁来平衡宽臀的视觉效果。

○ 你适合的款式

直线型的长裙、有系带宽松的裤子、A字裙、长度及臀的短外套。能修饰臀型，让臀部看起来较小。

× 你不适合的款式

打褶的裤裙、及腰的短外套，会凸显臀部，看起来更胖。

2.大腿

身材特征

大腿粗壮，赘肉松垮不结实。

衣着修饰重点

掩饰粗腿，调整腿部的视觉比例。

○ 你适合的款式

直筒裤或喇叭裤、A字裙、长裙。能适度遮掩腿型，并有拉长身段的效果。

× 你不适合的款式

短于膝上10厘米的短裙或短裤、低腰裤裙、长外套。视觉上将身材切割成数段，感觉腿也缩短了。

3.小腿

身材特征

小腿肚凸出形成萝卜腿，感觉腿的比例较短。

衣着修饰重点

遮盖小腿肚，避免强调小腿的设计款式。

○ 你适合的款式

直筒裤、小喇叭裤、长裙。可以掩饰胖胖的小腿肚。

× 你不适合的款式

五分裤、七分裤、迷你裙。容易强调小腿的服装设计，会让小腿肚看起来更粗。

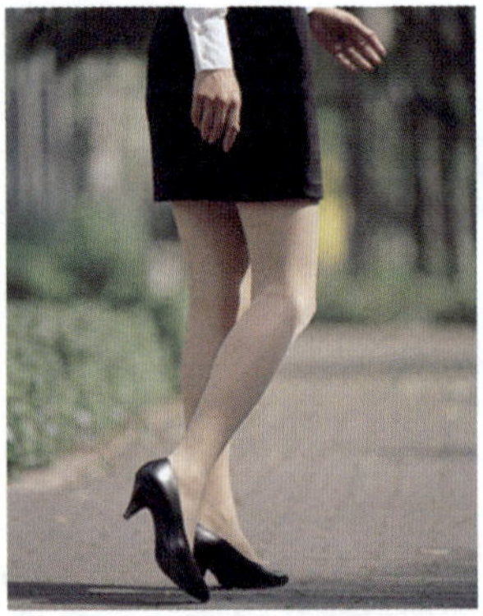

■尽量避免强调小腿的设计，以免视觉上看起来更粗。